S0-BOM-611

WITHDRAWN

No longer the property of the
Boston Public Library.
Sale of this material benefits the Library

ILARIA BIANCHI

Vivir y superar el cáncer de mama

© Ilaria Bianchi, 2018
© Arcopress, S.L., 2018

Primera edición: septiembre de 2018

Reservados todos los derechos. «No está permitida la reproduc-
ción total o parcial de este libro, ni su tratamiento informático,
ni la transmisión de ninguna forma o por cualquier medio, ya
sea mecánico, electrónico, por fotocopia, por registro u otros
métodos, sin el permiso previo y por escrito de los titulares del
copyright».

Vivir y superar el cáncer de mama • Editorial Arcopress
Directora editorial: Isabel Blasco
Correctora: Maika Cano
Diseño y maquetación: Joaquín Treviño

Imprime: Gráficas La Paz
ISBN: 978-84-17057-55-8
Depósito Legal: CO-1225-2018
Hecho e impreso en España - *Made and printed in Spain*

A Diana
y a los que no han tenido mi misma suerte

ÍNDICE

INTRODUCCIÓN

L a vida es lo que está pasando mientras nos preocupamos por el pasado o por el futuro, sin darnos cuenta de que no somos nosotros quienes la controlamos.

Mirando a través de la ventana del hospital, mientras recibía la quimioterapia, veía los coches en la Gran Vía llenos de personas. Gente «normal» que iba al trabajo, justo como yo hacía unos días antes, inconscientes de que muy cerca había personas exactamente iguales a ellos, luchando entre la vida y la muerte.

En un momento todo puede cambiar, a mejor o a peor, y no somos nosotros los que lo decidimos. Aunque pocas personas son conscientes lo cierto es que no escogemos los acontecimientos de nuestras vidas, pero sí podemos elegir nuestra actitud ante los mismos. Esta experiencia personal que he vivido me ha demostrado que esta frase es pura verdad.

Somos seres humanos, con alegrías, problemas, éxitos y errores, pero tumbados en una camilla de hospital, no importa si antes éramos personas de éxito o mendigos, todos somos iguales como «pacientes», aunque —ironías de la vida— el día anterior fuéramos nosotros el médico.

Soy ginecóloga por pasión, he estudiado toda la vida y en países diferentes, y siempre para aprender lo mejor en diagnosis y en la cura de las diferentes enfermedades. Desafortunadamente nada ni nadie te enseña a entender bien a los «pacientes», hasta que eres tú la «paciente». Los dos mundos —«médicos» y «pacientes»— a menudo no se entienden, quizás porque unos se concentran en las enfermedades y otros en lo que sienten y en todos los problemas que una enfermedad les provoca en su vida cotidiana.

Había hecho cursos y leído libros de empatía, de *coaching* sanitario y de crecimiento personal, para ser mejor persona y una buena profesional, pero la experiencia directa de un cáncer me ha dado un grandísimo empujón para entender las necesidades de los pacientes y para darme cuenta de la importancia de una buena comunicación con ellos como médico.

Este libro ha nacido desde mi experiencia directa con el cáncer. Quiere ser un intento para mejorar el entendimiento entre estos dos mundos que forman parte de mi día a día, en un lado o en el otro. He intentado dar fundamento científico a muchas afirmaciones o vivencias, con el mismo idioma de los compañeros (*Evidence Based Medecine*=EBM), y he expresado con sinceridad mis sentimientos y necesidades para reflejar lo que sienten muchos enfermos y comunicarme con todos ellos.

He querido unirlo y dedicarlo de forma especial a una persona magnífica que me ha inspirado para difundir entre todos estos sentimientos y aprendizajes y no dejarlos para mí sola, y para que todo lo que hemos sufrido tenga un sentido si podemos ayudar a los demás. Esta persona ya no está físicamente con nosotros, pero me ha inspirado y ayudado a escribirlo demostrando que las casualidades no existen y todo, absolutamente todo, tiene un «por qué», o un «para qué».

Me gustaría (con profunda humildad) sensibilizar a la Sanidad para que mejore en beneficio de los pacientes y sensibilizar a los compañeros, por si les ayuda a desarrollar la gestión emocional y del estrés y favorecer así la comunicación con los pacientes. Espero, en fin, ayudar de alguna manera a todos los que lean este libro y colaborar en la investigación contra el cáncer gracias a su venta.

Yo era como un Ferrari, una italiana hiperactiva que recorría muchos caminos diferentes a toda velocidad y un día la vida me aparcó una temporada en el garaje. Fue un periodo que sirvió para reponerme y reflexionar sobre las cosas verdaderamente importantes. Ahora entiendo mejor mi camino futuro. Y el día de mi intervención lo celebro como mi nuevo cumpleaños.

1.
LA NOTICIA

Toda una vida de estudios y sacrificios para sentarse con una bata blanca en el lado «correcto» de la mesa y ¡tan solo unos segundos para cambiar de silla y de lado! Ser médico a veces ayuda y a veces va en nuestra contra.

Hacía solo cinco meses que había tenido que dar la mala noticia de que padecía un cáncer de mama a una compañera un poco mayor que yo; me sorprendí de su fuerza y recuerdo que pensé en ese momento que yo no hubiera sido capaz de tener esa entereza. Los pacientes normalmente vienen acompañados cuando les damos la noticia, sin saber nada de medicina, y a menudo, se creen lo que les decimos. Ante sus preguntas intentamos ser lo menos agresivos posibles:

—Habrá que hacer otras pruebas para obtener más datos.

—Es probable que esté localizado; con la operación y el tratamiento posterior usted podrá hacer vida normal.

—Por sus mamas no se preocupe porque quizás, al final de todo el proceso, le podrán reconstruir sus pechos y podrá lucir unas tetas nuevas, como cuando era joven.

—Hoy en día hay muchos tratamientos.

—Mejor cáncer de mama que otros tipos porque este cáncer se puede curar muy bien, etc.

Yo les daba la noticia, me volcaba muchísimo en ofrecerles las mejores palabras y me aliviaba pensando que se iban de mi consulta relativamente tranquilos por mis mil y una aclaraciones, pero lo cierto es que después de una escasa media hora de explicaciones y de intentar ser lo más positiva posible no volvía a verlos hasta mucho tiempo después, un año o más.

Sin embargo, aquella tarde en la que mi compañera se enteró de su enfermedad, fui consciente de que ella sí sabía muy bien lo que se avecinaba. No tuve que decirle nada más que el diagnóstico y ella decidió cuándo comunicarlo a la familia y cómo haría el seguimiento. Me impactó su fuerza y pensé que ser médico era una mala suerte en estos casos porque tú sí sabes a lo que te estás enfrentando.

En aquel momento pensé que yo no hubiera sido capaz de recibir tan entera una noticia tan dura; además, yo estaba sola en un país que no era el mío y vivir algo así, sin nadie querido cercano, me hubiera desesperado. Mi subconsciente me tranquilizó con el pensamiento de que yo era joven, estaba sana y con total seguridad no tendría que pasar por esta mala experiencia. Como si de un equilibrio kármico se tratara, era imposible que a dos compañeras les ocurriera lo mismo al mismo tiempo. Me equivoqué.

Nunca hubiera pensado que ponerme una crema en el pecho después del ir al gimnasio me salvaría la vida. Tantos y tantos consejos que damos a nuestros pacientes sobre su salud y que también nos damos a nosotros mismos, cuando a veces simples y pequeñas rutinas tontas (como ponerse una crema, por ejemplo), pueden ser fundamentales para salvarnos la vida. Esta es una reflexión que hago desde entonces.

Y así fue como un día, como muchísimos otros, después de la clase de Fitbox en el gimnasio, en una etapa llena de proyectos profesionales y con un buen equilibrio personal, después de la ducha y poniéndome crema como siempre hacía, de repente, me encontré un bulto en mi mama izquierda. Un bulto que nunca había notado antes y que llamó mi atención. Mis conocimientos médicos salieron de golpe a la mente y bien claros:

—¿Características? (Hum... malas, irregular y no doloroso).

—¿Momento del ciclo? (Hum... óptimo para el diagnóstico, estaba acabando la menstruación).

—¿Algún control previo? (Hum… sí, aunque no me tocaba por edad al tener 39 años, ni por herencia al tener solo de referencia a mi abuela paterna, pero al ser médico quería controlarme más de la cuenta y me había hecho una ecografía mamaria el año anterior, como cada año, que había dado un buen resultado: sin nódulos).

—¿Es único o también hay algo en la axila? (menos mal, tras mi autoexploración no encontré nada más).

—¿Cómo y cuándo ha salido este bulto?

Mi mente médica intentaba tranquilizarse. Yo era una persona con hábitos sanos, joven, y me calmé pensando en la posibilidad de consultar con una compañera radióloga justo al día siguiente en el hospital donde trabajaba, y en que tenía cita para la citología justo dos días después.

Pero al día siguiente el trabajo del hospital fue terrible y ni ella ni yo tuvimos un minuto para coincidir. Mi preocupación empezaba a crecer. Aquel bulto no me gustaba como médico y no sé por qué pero tenía una mala intuición; intentaba tranquilizarme como ser humano diciéndome: «No será nada, soy una persona sana, no me puedo explorar bien yo sola, solo es un bulto aislado, quizás tendré que hacer controles en el tiempo como muchas mujeres». Quizás, quizás.

En la visita para la citología le pregunté a una compañera amiga mía por el bulto y pedí de forma urgente cita para una ecografía mamaria y una mamografía. Al explorar toda la zona, me dijo: «Tienes un bulto en la axila omolateral». Aquello me cayó como un jarro de agua fría, me paralicé. Fue el diagnóstico definitivo. Inmediatamente me toqué en un área más lateral y allí estaba. Era un bulto grande, imposible no admitirlo. No lo había notado antes, en mis atentas mil «autoexploraciones» de los últimos dos días, pero sí, desafortunadamente, mi amiga tenía razón.

Todas las justificaciones médicas y humanas que me había hecho hasta este momento desaparecieron en un instante. Mi única preocupación era hacerme las pruebas lo antes posible. La primera cita disponible era para un día y medio después, justo antes de una importante reunión de trabajo. Me pareció una eternidad. Todos mis escrúpulos de persona trabajadora, responsable y comprometida me asaltaron: «Lo primero es el trabajo», «esperaba esta reunión hace semanas y no puedo retrasarme», «no puedo decir que no...».

Aquellos pensamientos que hace solo unos días eran tan importantes desaparecieron rápidamente. La única cosa del mundo que me importaba era hacerme todas las pruebas diagnósticas. Llamé a mi compañera para retrasar la reunión explicándole la situación y ella me ofreció hacer el control radiológico al día siguiente, con una compañera suya; yo acepté sin pensarlo dos veces. Todas mis energías estaban puestas en la ecografía, en los bultos que me había descubierto; incluso me autoexploraba, a menudo, con la imposible esperanza de que aquellos bultos desaparecieran. A la mañana siguiente intenté distraerme con el trabajo, pero no lo conseguí mucho, y toda mi pasión por hacerlo bien y en escuchar a las pacientes, se transformó en unas incontrolables ganas de que llegara la hora e ir al sitio de la ecografía, que era por la tarde en otro ambulatorio diferente a donde yo trabajaba y en otro barrio.

Por primera vez en mi vida trabajé de forma automática, sin mucha pasión ni demasiada atención. Otra prioridad me tenía distraída. Esperaba la cita como «agua de mayo» y cuando por fin llegué allí ya había contado cada minuto de mi vida; era el tercer día después del descubrimiento del incómodo bulto y dieciocho horas después de la noticia de la linfoadenopatía, y mi cabeza daba ya mil vueltas sin haber dormido muy bien. Por fin, una amable compañera me esperaba, mi musa, mi guía, mi Dios, de la que dependía mi tranquilidad y quizás mi vida. No sé si alguna vez los pacientes han pensado lo mismo de mí, hasta ese momento no lo había pensado nunca. Aunque siempre me esforzaba en ser profesional y humano como médico, sobre todo cuando tenía que dar malas noticias, nunca había pensado que se pudiera ver en mí a un Dios.

Cuando llegué a la camilla se sumó otra mala suerte, aquello parecía casi de película. «Tenemos que darnos prisa porque en diez minutos hay un simulacro de incendio y tenemos que dejar el edificio». No lo podía creer, días de espera y de preocupación para llegar a la solución y ¿no saber el final? Por lo menos me hizo una mamografía deprisa y durante la ecografía me dijo: «Lo siento mucho, es un nódulo sospechoso, hay que hacer una biopsia, pero ahora no podemos. Hace años del último simulacro, pero ahora tenemos que salir. Te la haré mañana a primera hora». Menos mal que estaba conmigo una compañera muy amiga mía y la radióloga fue tan amable que ambas me tranquilizaron mucho desde el punto de vista profesional: «Tranquila, llamaremos a anatomía patológica para que lleven tu muestra primero al laboratorio y la miren cuanto antes. Hay que hacer las cosas bien y no con prisa. Mañana estaremos las dos no te preocupes». En esta situación, quizás ser médico me dio una pequeña ventaja, aunque por otras tantas desventajas hubiera preferido no serlo.

Aquella tarde seguí trabajando como un robot, haciendo las cosas dos veces por miedo a equivocarme, porque mi cabeza ya no estaba en mi mundo de siempre. Por la noche casi no pude dormir, preocupada por aquella biopsia, y ni pensé lo más mínimo en la importante reunión de trabajo que tenía después de ver a la radióloga.

Ahora sonrío viendo desde lejos cómo somos de tontos los seres humanos; nos pasamos la vida preocupándonos de reuniones y de impresionar a los otros y de otras tantas tonterías, cuando las cosas verdaderamente importantes son otras. Estar pendiente del resultado de esta biopsia que podía hacer peligrar mi vida hizo que nada más fuera importante. El mundo seguía como antes, el trabajo, las reuniones, las preocupaciones de la gente, pero mi mundo ya estaba cambiando.

Por fin llegó el viernes por la mañana y mi querida amiga, compañera, me acompañó a la biopsia teniéndome la mano cogida. Allí, tumbada en la camilla, empecé a disociarme de mi cuerpo de «paciente» y de mi mente de «médico» y hablé como compañera: «Hazme por favor varias biopsias ¿eh?, que se vea bien y no te preocupes si me haces un poco de daño, no quisiera volver a pasar por esto. ¿Quieres que me gire? ¿Te puedo ayudar en algo?». Fue una conversación de médico a médico.

—Sí, te doy la razón, veo en la ecografía que el nódulo tiene malas características.

Al terminar, le pedí que por favor llamara a anatomía patológica y les diera mi número. Necesitaba que me dijeran algo lo antes posible.

Mientras me vestía rompí a llorar como una niña, me parecía estar dentro de una película, no podía creerme que esto me pasara a mí. Me sentí «paciente», con miedo, inseguridad, colocada en un sitio que no me correspondía. Un sitio desconocido, un sitio lleno de miedos.

Pero el reloj seguía adelante y tuve que volver al papel de médico para ir a la importante reunión. Me dieron hielo para ponerlo encima de la biopsia. Normalmente, a los pacientes se les dan unas horas de descanso o el día libre, pero mi exagerado sentido del deber me empujó a seguir trabajando.

La reunión salió muy bien, y aunque tenía el hielo escondido bajo el sujetador que me recordaba la situación, la ilusión de nuevos proyectos profesionales me distrajo ligeramente de la realidad. Empecé después a sentirme como suspendida en el aire, como si flotara, como si pudiera escoger en cada momento en qué cuerpo bajar, si en el cuerpo del «paciente» y desesperarme o en el cuerpo del «médico» para analizar racionalmente la situación.

Fui a trabajar después, esperando la llamada, era como si el mundo siguiera a mi alrededor, pero yo no me sentía parte de él. A las dos de la tarde llegó la llamada: «La histología de la adenopatía es de un cáncer de mama». Mi parte médica afloró recordándome el viejo linfoma de mi papá: «¿No podría ser un linfoma?» (quizás con la esperanza inútil y estúpida de que fuera algo que no tenía que ver con mi trabajo y eso justificara no haberlo encontrado antes).

La respuesta fue clara y segura: «No, es de un cáncer de mama, seguro. Ya tienes cita con el oncólogo el lunes a medio día». El aire donde «flotaba empezó a temblar», pero aún estaba en el ambulatorio, justo terminando de trabajar, y no podía derrumbarme. Me despedí de mis compañeros, fingiendo una cara normal, pensando si volvería a verlos o no y cuánto duraría toda aquella pesadilla. Cuando llegué al aparcamiento llamé a una amiga psicóloga para darle la noticia y me derrumbé. Estuve con ella llorando toda la tarde y pensando si decirlo a mis padres o esperar a la semana siguiente cuando tuviera más resultados.

Volví a mi casa donde había quedado con otra querida amiga para decírselo. Fueron suficientes unos minutos de soledad para entender que no podía enfrentar esta situación sin mi familia, no podía pasar el fin de semana con este secreto. Cuando llegó mi amiga solo podía llorar y no tenía ni fuerzas para decírselo. Con paciencia y amabilidad acabó entendiendo que era un cáncer de mama porque yo no podía decirlo claramente. Me faltaba la voz para decir esas cuatro palabras: «Tengo cáncer de mama», y me siguió faltando durante un par de meses más.

Con ella al lado decidí hacer una videollamada a mis padres para que vinieran a Barcelona lo antes posible. Todo alrededor mío se había paralizado, no pensé en lo más mínimo en los problemas que podrían tener ellos con sus vidas en Florencia o en mi pobre amiga viviendo aquella terrible situación. Lo único que quería era llorar y poderlos abrazar. Como otras cientos de veces, llamamos a mis padres con la *webcam* y les «apuñalé» el corazón cuando entendieron lo que me estaba pasando.

Menos mal que estaba mi amiga y me ayudó a reservarles un vuelo para el día siguiente porque ni yo ni ellos éramos capaces de mucho más. Mil veces había comprado vuelos en internet sin ningún problema, pero esta vez no recordaba ni cómo se hacía.

Muchas veces había dado esta mala noticia a pacientes y sus familias, explicando cosas y tranquilizándolos con mil palabras, pero esta vez era diferente: la «paciente» era yo y la familia era la mía. Esta vez no me salía la voz para decir las terribles cuatro palabras y ningún esfuerzo valía. Allí me di cuenta de que un diagnóstico como este te paraliza, te transporta a otro mundo y todo lo que te dicen o pasa a tu alrededor no te toca, ni lo oyes ni lo ves. Cada uno, creo, necesita su tiempo de reacción, que pueden ser unas horas o unos días, pero en el momento del diagnóstico probablemente es inútil hablar demasiado como médicos.

También entendí, como nunca, la importancia de tener a alguien cerca en estos primeros momentos, alguien que pueda mínimamente entender lo que habrá que hacer y dónde, porque como «paciente» me había vuelto sorda, ciega, tonta y medio muda también, por no poder decir exactamente lo que tenía. Sí, estaba literalmente en otro mundo, flotando en el aire, no entendiendo muy bien lo que pasaba a mí alrededor.

Al día siguiente sentí un gran alivio cuando llegaron mis padres, que se hicieron cargo de mi cuerpo mortal, de que comiera o de que me levantara de la cama; yo no podía dejar de llorar y de abrazarlos como una niña. Sin ellos hubiera podido olvidarme de comer o de asearme, perdida como estaba, en otro mundo. Solo regresaba a la Tierra a veces como «médico» pensando en la posible estadificación del tumor y sus consecuencias.

Mis conocimientos científicos iban totalmente en contra mío pensando en el riesgo de metástasis y en las difíciles «quimios». Los pensamientos retumbaban como metralletas en mi cabeza. Pensaba en lo feliz que estaba con mi vida hasta este momento, también medité sobre mis opciones en caso de que el diagnóstico no pintara bien y fuera definitivo; en ese caso consideré incluso la posibilidad de no hacer nada e irme de viaje, lejos, muy lejos… hasta mi empeoramiento.

En este momento estaba muy bien físicamente y sabía, como médico, que si empezaba el círculo de terapias oncológicas no iba a seguir estando igual. No tenía hijos, nadie dependía de mí económicamente y además ya tenía todo arreglado con seguros, así que podía decidir libremente mi vida.

Conocía muy bien la medicina y todas las palabras médicas, conmigo no era suficiente un «tranquila, haremos estas terapias y todo irá bien». Me di cuenta en ese momento de que no soy nada intervencionista y de que no estoy a favor del «ensañamiento» terapéutico. Creo que es mejor una buena vida y una buena muerte a querer vivir a toda costa. Para mí es muy importante la calidad de vida y la calidad de la muerte.

Con todos estos pensamientos y problemas decidí no añadir otros más divulgando la noticia así que pedí que me guardaran el secreto a los pocos que lo sabían.

El lunes por la mañana volví al trabajo como un robot, llorando entre una paciente y otra, esperando mi visita oncológica a medio día. Pensé en todos los pacientes oncológicos que seguían trabajando para distraerse y entendí que eso no iba conmigo. Nunca me había fatigado tanto al trabajar como aquella mañana y nunca tuve tanto miedo de equivocarme. Pensé que las pacientes no tenían nada que ver con lo que me estaba pasando y merecían mi atención y una concentración que en aquel momento yo no podía darles ni con todos mis esfuerzos y voluntad. Quizás en otro tipo de trabajo me hubiera podido distraer o quizás otros compañeros lo conseguían, pero yo no podía.

Por fin llegó la hora de mi visita en el Instituto Catalán de Oncología (ICO) donde decidí hacer mi seguimiento. Allí conocí a una amable oncóloga que sería mi referente para todos los tratamientos y los controles. Le pedí extrema sinceridad, y me la prometió, entendiendo mi actitud de «no agresividad».

Salí de la consulta con un listado de citas para las pruebas diagnósticas de estadiaje del cáncer para la semana siguiente y con una nueva visita para ver los resultados y decidir los tratamientos más adecuados. Ya tenía la hora y los sitios exactos; ella recibiría directamente todos los resultados sin que yo tuviera que hacer nada.

Allí empecé mi baja laboral sin dudarlo ni un segundo. Mi familia y yo apreciamos muchísimo la amabilidad y la excelente organización que nos ofrecieron para las pruebas y las visitas, algo fundamental, sobre todo en estos casos con riesgo de vida. No todos los hospitales y no todos los países lo tienen tan bien organizado y tan rápido.

Como «paciente» entendí muy bien la importancia de estas pequeñas cosas cuando la vida te está poniendo a prueba con situaciones tan importantes. Saber todo lo que hay que hacer, dónde y cuándo (y como «médico» también, saber el porqué de cada cosa, todo lo que me explicaron), te ahorra posteriores e inútiles preocupaciones. En estas circunstancias se te nubla la mente, y no solo al paciente, sino también a los seres queridos que le acompañan. Para quién no tiene esta organización es difícil tener que buscar todos los sitios donde hacer las pruebas, o ver cómo se alargan los tiempos o tener los resultados y leerlos antes que el propio médico. Todo eso les asusta mucho, sobre todo si no entienden el lenguaje médico, además del tiempo y la energía que se tendrían que concentrar en el pobre paciente y no buscando sitios o citas.

Siguió mi disociación «médico-paciente» hablando con mis padres o llorando con ellos y en cada prueba a la que llevaba mi «cuerpo mortal», aunque al final mi mente médica preguntaba al compañero por el resultado. Por suerte, todos estaban bien y parecía que el cáncer estaba localizado en la mama y la axila, pero no soy oncóloga y no sabía exactamente los porcentajes de curación/supervivencia y los protocolos, así que mis dudas, miedos y preocupaciones seguían.

Mis conocimientos médicos me ayudaban a tranquilizarme al conocer los resultados y saber que estaba bastante localizado, pero también me preocupaban porque sabía que todo dependía del tipo y grado histológico y que aun así hay gente que muere rápidamente. Mi mente médica oscilaba entre buenos y malos pensamientos. Hubiera deseado no ser médico y poder confiar solo en unas palabras sin ponerlas en duda.

Entre estos altibajos llegó la cita en la que me resumirían todos los resultados y cayó otro jarro de agua fría: «Se trata de un segundo estadio de un adenocarcinoma ductal infiltrante triple negativo, grado tres. El peor, pero normalmente responde muy bien a la quimio…». Esta misma frase la dije para tranquilizar a mi padre seis años atrás cuando le descubrimos un linfoma non Hodgking, pero a mí no me tranquilizó para nada. Sabía que era muy malo, yo era muy joven y si no respondía a la quimio no había nada que hacer; moriría en peores condiciones físicas y psicológicas de las que tenía antes de empezar.

Mi mente anglosajona y mi amor por la forma de trabajar americana me salvó del pesimismo más negro: «¿Qué porcentaje tengo de salvarme? Si "pinta mal" no haré nada y quiero decidirlo ahora», le dije a la compañera. La inteligente y firme respuesta de la oncóloga me calmó: «Hasta que no hayas recibido seis meses de quimio y no te hayamos operado y estudiado la pieza real del tumor no lo podemos saber. Quédate con que ahora hay un 85% de posibilidad de curación. No hablamos de mejoría, piensa que eres afortunada porque hablamos de Curación». Esto me recordó que no tenemos la bola de cristal como médicos, pero estas palabras me tranquilizaron y me quitaron el control que pensaba erróneamente que tenía sobre mi vida.

2.
PRIMEROS TRATAMIENTOS

E l protocolo en mi caso indicaba empezar con seis meses de quimioterapia, luego la intervención y terminar con radioterapia. Decidí que la suerte de poder esperar la «curación» (no en todos los tipos de tumores se da) y los buenos porcentajes que me habían dado de supervivencia, merecían la pena para probar el mundo de los tratamientos oncológicos. Por mi experiencia profesional en Barcelona en los últimos siete años confiaba en el hospital ICO como uno de los mejores. Pero por ser médico, quienes muchas veces cuestionamos todo y todos y a menudo pensamos en el mejor de los mejores para nosotros, pedí otra opinión. Pensé en uno de mis mejores colegas y compatriota en Europa experto en el tema, el doctor Umberto Veronesi, de Milán, y también pregunté a amigos y compañeros internacionales si lo tratamientos coincidían y que me aconsejaran sobre si seguir allí o buscar otro sitio. Todos coincidieron en que siguiera en Barcelona porque los protocolos eran iguales. Me tranquilicé como médico pensando que estaba haciendo lo correcto profesionalmente (para no tener un día sucesivos remordimientos de conciencia), y como ser humano entendí que todo lo demás ya no dependía de mí.

Cuando visité a la oncóloga me explicó los resultados (T2N1M0) y las diferentes quimios de los primeros tres meses y de los segundos tres, si todo iba bien. Muy profesionalmente, me explicó que todo dependería de cómo reaccionara el tumor a estas sesiones y que por el tipo y agresividad parecía que tenía que responder bien. No tenía ningún receptor, era «triple negativo», así que no había otros tratamientos. Ser médico y querer saber toda la verdad no ayuda mucho, pero tenía que aceptar la realidad y agarrarme a las palabras: «Debería responder bien».

La enfermera me explicó las posibles consecuencias del primer ciclo de quimio de tres meses (caída del pelo en 1-2 semanas, náuseas, etc.) y me dio su teléfono para las mañanas y otro disponible las veinticuatro horas para urgencias o simples dudas. Aprecié mucho su amabilidad y disponibilidad, sus atentas explicaciones, además de la estupenda organización. Es muy importante en estas situaciones tener puntos de referencia como este, tanto si se tienen conocimientos médicos como era mi caso, como para aquellos pacientes que no los tienen (aún más para estos).

Tener un teléfono disponible las 24 horas (que no todos los hospitales y clínicas se pueden permitir), en el que saben todo de ti solo con el simple número de tu historia clínica, da mucha tranquilidad y creo que reduce trabajo innecesario para, quizás, urgencias en hospitales generales que pueden no saber detalles oncológicos. Además de no hacer perder un tiempo valioso, de aquí para allá por hospitales y ambulatorios, a pacientes oncológicos para los que cada minuto es importante, como a veces pasa en las urgencias de fin de semana. Justo en este proceso conocí a una paciente que no tenía un teléfono de referencia y, viviendo lejos, tuvo fiebre y otros síntomas graves y se fue al hospital más cerca de su casa. Allí, sin conocer muchos detalles oncológicos, le dieron varios tratamientos y le hicieron perder bastante tiempo antes de venir al ICO y descubrirle unas metástasis que tenía.

De todas las explicaciones me grabé en la frente una frase muy importante que me ha acompañado por todo el proceso, una frase que creo que a los médicos nos cuesta bastante asumir: «Ahora no hagas de médico, eres un paciente. En caso de fiebre o cualquier síntoma llama a este número y no te cures sola». Acostumbrada desde siempre a curarme sola, como quizás la mayoría de los médicos hacemos, decidiendo qué pruebas hacerme, tomándome determinados fármacos según que síntoma o pidiendo favores a compañeros especialistas cuando no eran suficientes mis conocimientos, estas palabras cambiaron por completo mi actitud, de un plumazo. Me sentí aliviada de no tener más responsabilidad sobre mi salud, ni la de nadie (al no trabajar y al no escuchar «las tonterías» de mi familia, porque nada era tan grave en este momento). Me sentí un poco estúpida por tener que llamar para cualquier tontería, como si no supiera todo lo que sabía, pero ahora todo era diferente, estaba en un mundo que no era el mío y entendí que cualquier cosa podía ser o tener consecuencias inesperadas, así que colgué aquel número de teléfono en mi nevera.

Quizás para las personas que no son médicos, tener cáncer les da responsabilidad sobre su salud (algo que puede ser que no lo hubieran sentido antes), les implica o simplemente les lleva a empezar a cuidarse más para colaborar en su curación y sentirse útiles. Para mí como médico fue al revés, siempre había sido responsable con mi salud y estilo de vida, así que esto fue un alivio. También creo que quizás las dudas de los pacientes «no médicos» están siempre ahí, durante todo un proceso que no conocen o ante nuestras palabras, que a veces no entienden. Sin embargo, para mí, las dudas ahora se habían reducido hasta solo un 10% (entendía muy bien el lenguaje médico y todo lo que me podía pasar) y la responsabilidad que siempre había sentido sobre mi salud había casi desaparecido.

Además, por mi tipo de cáncer, me ofrecieron hacer un examen genético que nos ayudaría a decidir el tipo de intervención y el futuro seguimiento. Acepté, pero los resultados tardarían unos meses y ahí es cuando comencé con mi «escuela de paciencia».

Tratamos también el tema de la fertilidad al estar yo en edad fértil y con deseo de ser madre. Por suerte, hacía unos años que ya había congelado mis óvulos. En este caso, ser ginecóloga me ayudó mucho; ser plenamente consciente del llamado «reloj biológico» me hizo intentar retrasarlo congelando los óvulos cuando aún eran más jóvenes y, en mi caso, sanos. Pero nunca pensé en aquel momento que esa sería mi única posibilidad de ser fértil, porque ahora corría el riesgo de daño ovárico por la quimio (ahora hubiera podido hacerlo, pero quizás teniendo que retrasar un poco el comienzo de los tratamientos fundamentales, lo que no me habría hecho ninguna gracia). Por lo menos el tema gestacional quedaba resuelto, aunque seguiría existiendo el riesgo de fallo ovárico inducido por la quimio (o sea, el riesgo de una menopausia precoz, algo que tampoco me hacía ninguna gracia).

Siguiendo las indicaciones de varios estudios decidimos proteger mis ovarios con inyecciones de análogos GnRh, que me quitarían la regla y los pondrían «a dormir»[1].

Esa misma noche mi padre, que ha sido enfermero, me pinchó la primera inyección (yo no pude insertarla en mi barriga al ser la aguja muy gruesa y, probablemente también, por estar muy afectada emocionalmente) y lo seguí haciendo mensualmente por nueve meses, por suerte, además, con pocos efectos secundarios. Bueno, hinchazón, algunos sofocos y no tener la regla con 39 años. En otras circunstancias me hubiera molestado mucho, pero al tener síntomas peores por un diagnóstico grave, casi no le hice caso al tema. Otra demostración de que todo es relativo según con lo que lo comparemos.

No tocamos ni ahora ni nunca el tema de la sexualidad. No sé si porque soy ginecóloga o más bien por experiencias indirectas personales o profesionales, se considera socialmente un tema que da vergüenza, y en el que normalmente los médicos no estamos bien preparados. En estas situaciones se considera poco importante y además es un tema que sigue siendo tabú. Afortunadamente, me

---

[1] http://meetinglibrary.asco.org/content/129172-144.

JAMA. 2015 Dec 22-29;314(24):2632-40. doi: 10.1001/jama.2015.17291.

Ovarian Suppression with Triptorelin During Adjuvant Breast Cancer Chemotherapy and Long-term Ovarian Function, Pregnancies, and Disease-Free Survival: A Randomized Clinical Trial. Lambertini M., Boni L., Michelotti A., Gamucci T., Scotto T., Gori S., Giordano M., Garrone O., Levaggi A., Poggio F., Giraudi S., Bighin C., Vecchio C., Sertoli M.R., Pronzato P., Del Mastro L.

GIM Study Group. N Engl J Med. 2015 Mar 5;372(10):923-32. doi: 10.1056/NEJMoa1413204.

Goserelin for ovarian protection during breast-cancer adjuvant chemotherapy. Moore H.C., Unger J.M., Phillips K.A., Boyle F., Hitre E., Porter D., Francis P.A., Goldstein L.J., Gómez H.L., Vallejos C.S., Partridge A.H., Dakhil S.R., García A.A., Gralow J., Lombard J.M., Forbes J.F., Martino S., Barlow W.E., Fabian C.J., Minasian L., Meyskens F.L. Jr., Gelber R.D., Hortobagyi G.N., Albain K.S.; POEMS/S0230 Investigators.

he enterado de que en 2016 introdujeron la asignatura de «sexología oncológica» en un importante máster de Sexología. Es un tema incómodo que se suele dejar a los psicólogos o sexólogos especialistas cuando hay problemas graves y no se considera de abordaje básico en procesos oncológicos ni de consulta ginecológica. Sinceramente, mi preparación profesional no era suficiente, con lo cual no me puedo imaginar cómo deben estar las personas que no pertenecen al mundo sanitario. En estos momentos tan difíciles solo faltaría que los pobres pacientes tuvieran que pedir una derivación al sexólogo.

Personalmente creo que, en general, a los profesionales nos falta sensibilidad con estos temas. Por mis conocimientos usé cremas hidratantes vulvo-vaginales para la sequedad producida por los tratamientos y la menopausia inducida (que como médico sabía que era normal) y no tuve grandes problemas, pero confirmo la vergüenza como paciente que sentí al sacar el tema con los compañeros que me seguían, como si no tuviera importancia respecto al cáncer que sufría. Cada vez más hay gente joven que pasan por estos procesos (y por suerte sobreviven) con sus relaciones de pareja, y creo que la sexualidad es una parte muy importante de la calidad de vida que habría que preservar, además, obviamente, de curar el cáncer.

Dos días después ya tenía cita para mi primera quimioterapia e intenté preparar mi estomago con jengibre que sabía que podía ayudar para las náuseas[2]. No estuve mal, gracias también a varios fármacos antieméticos que me dieron al empezar, pero desde aquel momento no pude y todavía no puedo ni oler el jengibre. Quizás mi cerebro ha asociado este olor a la mala experiencia de la quimio. Leyendo he encontrado estudios que demuestran que los aromas conectan con nuestro inconsciente y activan emociones[3].

---

[2] Ryan JL, Heckler CE, Roscoe JA, et al.: Ginger (Zingiber officinale) reduces acute chemotherapy-induced nausea: a URCC CCOP study of 576 patients. Support Care Cancer 20 (7): 1479-89, 2012.

[3] *Neuron.* 2015 Apr. 22;86(2):343-5. doi: 0.1016/j.neuron.2015.04.012.

Learning: the good, the bad, and the fly. Hige T., Turner G.

Existe una conexión directa entre el órgano del olfato y el sistema límbico del cerebro. El sistema límbico está compuesto por un conjunto de estructuras cuya función está relacionada con las respuestas emocionales, el aprendizaje y la memoria[4]. El bulbo olfatorio que está en las fosas nasales recibe información desde las neuronas receptoras del olfato y la distribuye a diferentes partes del cerebro, sobre todo al sistema límbico. La amígdala, un órgano del sistema límbico, conecta ese aroma con una emoción y el hipocampo relaciona ese aroma con un recuerdo en la memoria[5]. Por eso, probablemente, ciertos aromas nos despiertan recuerdos.

Según un estudio somos capaces de recordar el 5% de lo que vemos, el 2% de lo que oímos y el 1% de lo que tocamos frente a un 35% de lo que olemos[6]. Todo esto tiene relación con el marketing olfativo y la aromaterapia.

Mi amiga psicóloga intentó también prepararme desde un punto de vista psicológico para que pudiera ver la quimio como una aliada, una amiga indispensable para mi curación, una compañera que me ayudaba en este periodo. Aprecié, además, que un familiar (mi mamá, en este caso) pudiera estar cerca de mí, cosa que no todos los hospitales permiten y que me parece fundamental.

Cuando vi los diferentes tratamientos intravenosos que tenían preparados para mí recordé lo que me dijo mi amiga de mirarlos y agradecerlos porque formaban parte de mi proceso de curación. Por suerte, tenía muy buenas venas (luego empeoraron con los tratamientos) y no fue un problema encontrarlas y empezar con el primer líquido preparatorio.

---

[4] http://www.academia.edu/21357598/CORRELACI%C3%93N_FUNCIONAL_DEL_SISTEMA_L%C3%8DMBICO_CON_LA_EMOCI%C3%93N_APRENDIZAJE_Y_MEMORIA

[5] J Cogn Neurosci. 2014 Aug; 26(8):1806-18. doi: 10.1162/jocn_a_00579. Epub 2014 Jan 23.

Reactivating memories during sleep by odors: odor specificity and associated changes in sleep oscillations. Rihm J.S., Diekelmann S., Born J., Rasch B.

[6] *Multisensory Experiential Marketing.* Experiential Marketing Blog. Eventige Media Group. Retrieved 2012-09-10.

Como una niña, miraba el primer líquido transparente que caía y lo agradecía, quería empezar psicológicamente bien, como si todo fuera un juego con mi mamá. Todo iba bien hasta que me explicaron con detalle lo que hacían y cambiaron de los medicamentos de color blanco a la verdadera quimio. Cuando vi un líquido rojo vivo caer por el tubo hasta llegar a mi vena, empecé a llorar y a decirle a mi mamá, a mí misma, y hubiera querido gritarlo al mundo entero, que yo no quería esa quimio, que no me gustaba y que tenía miedo a todas las consecuencias. Era un llanto incontrolable, signo de mi aterrizaje en la realidad, un llanto que mi madre y las amables enfermeras entendieron.

Hasta ese momento todo había ido muy deprisa, yo me sentía bien y había enfrentado la situación como nuevas experiencias, pero aquel líquido rojo que entraba dentro de mi vena me hizo entender que no era un juego, que no era algo extraño a mí, que no era una asignatura de la universidad, que era yo, era mi vida, era mi cuerpo, y que desde este momento iba a tener cambios.

Me explicaron que en 1-2 semanas probablemente se me iba a caer el pelo, mi largo pelo rubio, rizado, que tanto me había costado tener, ya que los rizos quitan longitud y desde adolescente no lo llevaba corto. Necesité una semana para decidirme si cortarme el pelo siguiendo el consejo de la enfermera y amigos, para que el trauma fuera menor cuando se cayera. Y tenían razón. Fui a mi querida peluquera de siempre a darle la noticia y a esperar su ayuda. Efectivamente, cortándolo muy poco a poco, me hizo al final un corte de pelo bonito, nuevo, diferente, que me ayudó mucho a empezar a ver mi «cabeza» y a acostumbrarme a cumplidos de la gente que, no sabiendo nada, me felicitaba por el cambio. Aún después de mucho tiempo sigo cortándome el pelo y gustándome más con el nuevo *look*. Nunca hubiera tenido la fuerza de cortármelo sin estar obligada.

Se me abrió entonces un mundo, tenía que buscar pañuelos y quería una peluca para «esconderme» del mundo exterior que desconocía mi nueva situación. Empezaba ya a contarlo a contadas personas de mi extrema confianza, sin poder todavía decir las cuatro palabras. Hay muchos sitios que venden estas cosas y no me ha gustado nada ver el puro comercio que a menudo hay alrededor de mujeres que sufren. Buscando, y con suerte, encontré sitios que hacían grandes descuentos si era por motivos oncológicos y así compré una peluca similar a mi viejo pelo y pañuelos para todas las situaciones (frío, viento, calor, para dormir, etc.). Hay también sitios que prestan pelucas gratuitamente. Aún seguía haciendo mi vida social normal y en una cena me resfrié y fui a peor hasta que una mañana me desperté con 39 de fiebre. No tomé mis mil cosas de siempre para que se pasara y pudiera irme a trabajar. Tal y como me habían dicho que hiciera, llamé al número disponible las 24 horas y me ingresaron por tener bajas las defensas. Un león como era yo, muy activa, con mil cosas que hacía y diez mil que pensaba, había caído a la primera quimio. Como me dijo una querida amiga, yo era un Ferrari y me habían puesto temporalmente en un garaje.

Pero hay una frase que dice «todo tiene un sentido», y conocí allí como compañera de habitación a una estupenda mujer que sería una buena amiga por los meses sucesivos y mi inspiradora. Diana, una dulce y siempre sonriente joven, enferma de melanoma, madre de tres niños, que nunca dudó en curarse, llena de coraje, y que siempre me daba fuerza y cariño cuando nos veíamos.

En este ingreso experimenté la incongruencia que a veces los médicos tenemos, contando cada glóbulo blanco que aumentaba para llegar al mínimo y poder irme a casa y poder hacer la nueva quimio unos días después. Me dijeron que se miraban cada dos días y que me daría cuenta sintiéndome mejor. Efectivamente, los primeros días estaba fatal, con una tos que no me dejaba dormir además del gotero continuamente pegado, aftas en la boca que me dolían y me imposibilitaban comer y sin nada de fuerza. Luego, poco a poco, empecé a encontrarme mejor.

Unos días después, un médico me explicó, con detalles muy científicos y poca empatía, la verdad, que mis defensas habían mejorado muy poco, aunque yo me sentía mucho mejor, y que quizás no podría hacer la quimio. Me hundí un poco cuando entendí su explicación científica, sintiéndome impotente, con miedo y mucho más susceptible por la situación. Como médico pensé que su poca amabilidad y su interpretación de mi «escasa mejoría leucocitaria» quizás eran debidas a que estaba cansado al final de una larga y pesada guardia, pero como «paciente», entendí más que nunca la susceptibilidad y debilidad que tenemos en ciertas situaciones en las que una sonrisa es muy importante.

Al día siguiente, el lunes, cambió turno y otra doctora me volvió a hacer la analítica (solo un día después) y me dijo que había mejorado muchísimo, que podía irme a casa y que podía, probablemente, hacer el tratamiento tres días después.

Me fui muy feliz, pero aún seguía sorprendida de lo que había vivido como «paciente»: aunque en los mejores hospitales los mejores médicos a veces pueden tener opiniones diferentes, entiendo que en un paciente esto puede generar confusión y a veces desconfianza, pero no fue mi caso. Excepto por alguna pequeña diferencia de opinión, natural también entre personas normales, siempre los vi muy atentos a los protocolos médicos (que sirven justo para corregir y proteger de las diferentes opiniones en las cosas importantes) y con el lado humano muy sensible a las personas que sufren.

Justo en este ingreso empecé a perder el pelo, llenaba la almohada, la cama, me picaba el cuello y el alta fue una fantástica ocasión para ir al sitio de la peluca y rasurarme lo que quedaba. Lo que me imaginaba que sería un trauma para mí, fue en realidad una liberación. Con gran sorpresa hasta me gusté sin pelo y, si no hubiera sido por tres manchas rojas feas que no sabía que tenía en el cuero cabelludo, hasta me hubiera atrevido a salir sin peluca ni pañuelo. Me aconsejaron que siguiera peinándome suavemente cada día, aunque la cabeza estuviera «desnuda», para estimular la circulación de la sangre y ayudar cuando todo pasara en el crecimiento de los nuevos pelos[7].

Lo bueno de perder el cabello era que también se perdía todo el vello del cuerpo así que no tuve que depilarme durante mucho

---

[7] http://www.cancer.org/espanol/servicios/tratamientosyefectossecundarios/quimioterapia/fragmentado/quimioterapia-una-guia-para-los-pacientes-y-sus-familias-common-side-effects-hair-loss

http://www.cancer.net/es/desplazarse-por-atenci%C3%B3n-del-c%C3%A1ncer/efectos-secundarios/ca%C3%ADda-del-cabello-o-alopecia tiempo. Cierto es que cada uno es un mundo y benditos protocolos y estadísticas que dan líneas de conducta generales y de normalidad, aunque existen excepciones. Yo fui una de estas cuando me dieron unas inyecciones para aumentar mis defensas y me prepararon a sus posibles efectos adversos de dolor musculoesquelético, cefalea, artralgia y cansancio. Decidí pincharme por la noche para luego irme a dormir y no darme cuenta. A los veinte minutos de la primera inyección empecé con vómitos, diarrea y temblores importantes en todo el cuerpo que no me dejaron dormir casi nada durante toda la noche. Comuniqué al laboratorio farmacéutico mis efectos raros y tomaron nota agradeciéndome la información. Creo que sería importante que hubiera más comunicación directa entre médicos y laboratorios, información que se reduce, frecuentemente, a informadores farmacéuticos y eso, con suerte.

De acuerdo con la oncóloga, decidimos parar el tratamiento y continuarlo al mes siguiente empezando con media inyección y luego ir aumentando; era necesario hacerlo porque no había nada mejor para elevar el número de leucocitos. Pero así pude tolerarlas. A veces, pequeños «juegos» médicos sirven para poder tomar medicamentos, convencer mejor los pacientes y que se beneficien de sus efectos.

Con el tiempo, el miedo a estar mal el día de la quimio desapareció (los problemas aparecían unos días después). También había notado que hacer la sesión a primera hora de la tarde, justo después de comer, y de comer carbohidratos, me permitía dormir todo el tiempo.

Decidí también que era mejor para mí que no me explicaran lo que los enfermeros hacían, ni tampoco quería ver lo que pasaba a mí alrededor. Me acostumbré a llegar con el estómago lleno, a dejarles disponible mi mano para pincharla, a tumbarme y dormir. Cada uno es un mundo y toma las cosas de diferente manera, así que había gente que necesitaba hablar mucho o se moría de miedo y preguntaba cualquier tontería, y yo ya cargaba con mis problemas y prefería abstraerme de todo y todos y dormir, ya que eran salas comunes con otras personas. Las náuseas fueron, creo, uno de los peores efectos secundarios de estos primeros tres meses de terapia, que poco a poco no pude controlar con los fármacos convencionales y quizás por eso me abrí a probar cosas no convencionales que tampoco me funcionaron mucho.

A mitad de la terapia neoadyuvante me hicieron los controles, que afortunadamente salieron muy bien, al revés de los de mi amiga Diana, que seguía teniendo problemas, pero ella siempre me daba fuerza y sonrisas.

Los efectos secundarios cambiaron los segundos tres meses al cambiar el tipo de quimio y fueron más bien dolores en las piernas, cansancio e hinchazón. Me los explicaron, los entendí y los acepté ya que eran para mí mejor que las náuseas. En todo este tiempo me ayudó a paliar estos efectos la medicina complementaria de la que hablaré más adelante.

Poco después llegó mi odiado 40 cumpleaños, que me tocaba justo el día de la quimio. Me planteé, aunque nunca pensé en celebrarlo, pedir por una vez que me cambiasen el día de la quimio, como la mayoría de gente hubiera hecho, pero yo no era la mayoría de la gente, y aunque odiaba cumplir años y envejecer, quise darme una importantísima lección: quise hacer la quimio el mismo día de mi importante cambio de década como lección a esa otra actitud de huida por no aceptar que el tiempo pasa implacable, por las arrugas y por las tonterías relacionadas que tenemos cuando estamos bien y no tenemos grandes problemas, actitud que tenía yo unos meses antes.

Mientras todos me felicitaban por mi cumpleaños, quise recordar aquel día como un logro importante, porque podría no haberlo llegado a celebrar, porque no hay que dar por descontado nada y porque las arrugas, al final, es una suerte tenerlas porque significan el tiempo que llevamos en este mundo.

El tiempo pasó muy rápido, me acostumbré a controlar mis días buenos y, sobre todo, los malos, que se hacían más frecuentes con el cúmulo de tratamientos o con estar cada semana pendiente de mis defensas (siempre al límite) para poder seguir haciendo la quimio.

Sin embargo, al cuarto mes llegué muy muy cansada, sin fuerzas, hinchada y con un poco de disnea. Al ir a la cita con la oncóloga me dijeron que estaba de vacaciones y que había una sustituta.

Entendí como «médico» que la pobre tenía su derecho a irse, pero como «paciente» sentí que me faltaba la tierra bajo los pies, y pensé: «¿Ahora quien me tocará? ¿Como será este doctor? ¿Será tan bueno y comprensivo?».

Empezamos mal cuando me dijo: «Tus defensas están demasiado bajas, tenemos que hacer una semana de descanso y no te haré hoy la quimio». Enseguida, como solemos hacer muchas personas muchas veces, puse en duda su profesionalidad; mi oncóloga de siempre nunca me había suspendido una quimio. Pude entender perfectamente a los pacientes que se quejan cuando a veces nos encuentran en el sitio de su «conocido y confiado médico», sustituyéndole. Muchas veces, como profesionales, no entendemos esto y nos molesta ya que «todo su historial está en el ordenador» y no nos sentimos diferentes del compañero (o, a veces, incluso mejor).

A menudo por falta de tiempo o quizás de empatía (ya que quizás no estamos muy acostumbrados a ser «pacientes», o cuando lo somos por cosas menores recurrimos a nuestros «amigos-compañeros» que conocemos bien y nos atienden rápido) no tenemos en cuenta el vínculo emocional fundamental que se crea entre médico y paciente, que se construye con el tiempo y que por sí solo crea un efecto placebo. Además de que a menudo el paciente ha esperado una larga lista de espera para ver a su médico, ese «ídolo» en el que nos convertimos cuando los ayudamos en sus problemas de salud, por lo que es más fuerte la decepción por no verlo.

Al final acepté de buena manera el cambio provisional de oncóloga ya que mi salud era más importante y urgente y, sobre todo, porque se mostró amable y comprensiva y me explicó científicamente que no pasaba nada por esperar una semana, y, además, así yo me podría recuperar y estar mejor para seguir. Confié en ella. El factor humano y emocional siempre es muy importante y eso me hizo aceptar mejor el cambio y su decisión.

Unos días después ya había mejorado mucho, tanto que empecé a no querer seguir con las otras quimios. A la siguiente visita volvió mi oncóloga que con mucha paciencia me explicó y aconsejó no dejar la quimio y terminarla por completo ante los riesgos de que que-

dara todavía cáncer en círculo. Es importante reconocer y respectar la libertad de decidir de cada paciente y reconocer que solo podemos aconsejar como «expertos médicos» pero nunca obligar o dar por descontado que harán todo lo que decimos porque tenemos razón. Hoy en día, con toda la tecnología que hay, los pacientes están muy informados y hay hospitales que desarrollan plataformas entre médicos y pacientes[8]. Cada día más, las decisiones de los pacientes pesan más y son más reconocidas y valoradas, como se demuestra en la reciente «Carta de drets y deures de la ciudadanía». Hasta han creado el Día Mundial del Paciente cada 20 de octubre, con conferencias para la defensa y escucha activa de pacientes. En España hay un foro online de pacientes con enfermedades crónicas o graves, el FEP[9], que tiene un estatuto y un decálogo que protege a esta categoría de personas y en el que participan muchas asociaciones (como la AECC (Asociación Española Contra el Cáncer) y la Asociación Española de Cirujanos (AEC)), que informan y recaudan fondos.

Justo unos años atrás conocí durante mis vacaciones en África a una mujer que después de una operación por cáncer de colon en Italia decidió no hacer quimio e irse a vivir a Tanzania, y después de cuatro años sin controles estaba bien. Me llamó la atención su experiencia, pero me hizo entender que cada uno es dueño de su vida y libre de seguir o de rechazar nuestros consejos médicos.

Volví así a mi rutina de altos y bajos, más bien bajos, pero al acercarse el final de los seis meses de quimio, se acercaba también la intervención y los miedos y dudas médicas sobre esta. El cerebro humano es raro a veces, incomprensible con la lógica como era mi subconsciente, que no quería llegar a la cirugía y dejar «lo ya conocido» de la quimio por lo «desconocido» del futuro. Empecé a no querer dejar la quimio.

Emocionalmente pasan muchas cosas y raras en estas situaciones. Aunque al final ya no me encontraba nada bien, no dormía por la noche, tenía pinchazos e inquietud en las piernas, además

---

[8] Forumclinic https://www.fundacionisys.org/es/neoplasias-2016.

[9] http://forodepacientes.org/

de un edema brutal desde las rodillas hasta los dedos de los pies que ni me cabían los zapatos, todo esto era emocionalmente conocido y controlado ahora, se había convertido en mi zona de confort, aunque pueda parecer increíble, mientras que la cirugía y el futuro eran muy inciertos. Realmente puedo decir que el ser humano se puede adaptar a cualquier cosa.

Con ansiedad llegué a mi última quimio, en aquella planta donde ya me conocían los enfermeros y me sentía como en casa. Tuve tristeza al entrar y saber que era la última vez y que no volvería a aquel sitio en el que ahora me sentía protegida. Esta vez no me pude dormir mientras hacía la quimio, pero como por arte de magia, al final de este tratamiento me sentí aliviada, contenta por haber terminado una etapa muy dura, y al irme me despedí con un «muchas gracias por todo, pero espero no volver nunca más».

3.
TRATAMIENTOS COMPLEMENTARIOS

Hasta mi personal experiencia con el cáncer me consideraba un médico bastante clásico, que aceptaba la existencia de las medicinas «no convencionales» y las respetaba. En mi ignorancia pensaba que para tratar enfermedades menores la gente podía hacer lo que quisiera si eso le hacía mejorar. Parecía que existía una lucha de poder entre la medicina convencional basada en estudios científicos serios y las «medicinas no convencionales» sin fundamentos científicos (así pensaba yo).

Mi directa experiencia como paciente con una enfermedad grave, mi curiosidad innata y el tiempo libre que tenía para leer, me han hecho cambiar de opinión. No quiero en absoluto repudiar la quimio y la medicina convencional que me han salvado la vida, solo quiero decir que ahora estoy convencida de que el ser humano no es solo cuerpo físico y que no hay que eliminar el cáncer aceptando pasivamente las consecuencias de daños a órganos sanos y psicológicos de todo el proceso. En nuestra sociedad occidental es obvio que, si se tiene la gran suerte de sobrevivir a un cáncer, como mínimo hay que aceptar sus consecuencias. Casi como un precio que se tiene que pagar. En general, no se contempla mínimamente como profesionales de la salud, que además de la quimioterapia o radioterapia o las intervenciones quirúrgicas, haya mil cosas que se pueden hacer para mejorar los efectos adversos de la «medicina convencional» y acompañar de manera completa al paciente.

Primero hay que aclarar los términos que se usan en este campo y cómo se usan. Las palabras son muy importantes y pueden impactar mucho. «Convencional» es la medicina occidental que nosotros conocemos, con hospitales, médicos, medicamentos, intervenciones quirúrgicas, etc. Llamada también Alopática u Occidental, fue desarrollada y consolidada en Europa desde el siglo XIX, con el método científico de demostrar las teorías, de ahí el nombre de «Medicina basada en la evidencia». Se suele decir «Alternativa» cuando se considera un tipo de medicina completamente alternativa, como reemplazo de la medicina convencional, o sustituta (que es bastante raro su uso exclusivo en el mundo occidental). «Integrativa» o complementaria es cuando se considera junto a la medicina convencional, que es lo que creo que se debería desarrollar más en nuestro país.

Los defensores de la Medicina Integrativa explican que las terapias «no convencionales» no pretenden curar, pero sí han demostrado ser una valiosa ayuda en el control de los síntomas y en la mejora de la calidad de vida, que es fundamental tanto en el proceso, como posteriormente si se recupera la salud, como si al final llega la muerte.

Un video del Dr. Abanades[10] explica seria y claramente que no debería haber una «medicina alternativa», alejada de los sanitarios, como muchos piensan (por desconocimiento, como me pasaba a mí), sino que se debería usar «una medicina integrativa» que pueda ayudar y complementar a la «medicina convencional» que los occidentales conocemos. La medicina china o el Ayurveda, por ejemplo, tienen miles de años, ya existían antes de «nuestra» medicina y aún son el principal recurso en muchos países; solo por eso creo que se merecen un poco de respeto. Creo que la ignorancia (entendida como desconocimiento) y la falta de reglamentación entre las diferentes medicinas provoca una lucha de poder y de razón que no debería existir.

Aunque España está poco a poco aceptando y reconociendo la existencia de diferentes medicinas, queda mucho trabajo por hacer. Está demostrado que el 60-80% de personas con cáncer usa algún

---

[10] https://www.youtube.com/watch?v=q-qEM0cWGsk.

tipo de terapia complementaria y el 65-70% no lo comunica a su médico. Esto debería hacernos reflexionar como profesionales y lo puedo testimoniar como paciente. Se necesita un conocimiento y una regulación para ayudar mejor a los pacientes y garantizarles cierta seguridad en el uso de terapias complementarias y de medicinas integrativas que a menudo el paciente usa por su cuenta.

Es importante que todos entendamos que el uso «complementario», controlado y regulado, ayuda en los síntomas y en la calidad de vida, pero la sustitución por terapias sin evidencia de seguridad y/o eficacia, pueden demorar o impedir el tratamiento. El uso extensivo de todo tipo de terapias y medicinas sin control puede desafiar o frustrar a los médicos y a los pacientes llevándolos a una brecha en la comunicación que afecta negativamente a la relación fundamental entre médico-paciente. A veces esta brecha puede empeorar si el paciente percibe que el médico es indiferente o se opone al uso de terapias no convencionales y eso puede llevar a la pérdida de confianza en el vínculo terapéutico. Puedo testimoniar como paciente que la medicina convencional a menudo se queda corta y cuando se sufre, se busca cualquier cosa para mejorar.

Como médico convencional que era entendía que para las náuseas, por ejemplo, sería suficiente algún antiemético y ya está. «Si siguen, aguanta, porque con la quimio es normal y suerte que no vomitas». Este era mi pensamiento bruto como médico alopático estricto que era, antes de mi experiencia. Por suerte en EE. UU., referente mundial por numerosos estudios científicos en los que se basa nuestra medicina convencional, tienen un organismo, el NCCAM (National Center for Complementary and Alternative Medecine) que se preocupa de evaluar la eficacia y seguridad de las diferentes medicinas, promueve protocolos oficiales y controla la preparación y certificación de los practicantes. Algo que falta en España. Además, se preocupa de los pacientes ofreciendo información útil para que puedan escoger cómo curarse con más conocimiento. La página de «Información de salud» del sitio web del NCCAM[11]

---

[11] nccam.nih.gov/health.

brinda acceso a información variada sobre los diferentes tipos de medicina.

Una publicación[12] describe los cinco tipos de terapias CAM (Complementary and Alternative Medecine) reconocidas que se usan en EE. UU.:

1) Terapias mente-cuerpo: basadas en la conexión entre pensamientos y funciones fisiológicas, como la hipnoterapia, la meditación, el yoga, las terapias expresivas (biodanza, musicoterapia), etc.

2) Terapias basadas en la biología: usan sustancias que se encuentran en la naturaleza como el uso de prebióticos y probióticos, antioxidantes, omega-3, etc. (aproximadamente el 95% de americanos los usa a lo largo de su vida).

3) Métodos de manipulación del cuerpo: implican movimientos de una o más partes del cuerpo o del sistema circulatorio y linfático, como la osteopatía, la reflexología, el método Feldenkrais, los masajes quiroprácticos, etc.

4) Terapias energéticas: que implican la manipulación de campos energéticos, como el Reiki, o el Qi-Gong (Chi Kung), etc.

5) Sistemas médicos completamente alternativos: sistemas de teorías y prácticas evolucionados de manera completamente independiente o paralela a la medicina convencional, como la homeopatía, la medicina china, el Ayurveda, la acupuntura o la acupresión.

En 2016 se celebró en España la 1ª Jornada de la Asociación de Oncología Integrativa, en la que médicos convencionales aportaron evidencias científicas de una «medicina integrativa». Existen guías prácticas de aplicación publicadas en EE. UU.[13]. En EE. UU. se fundó en 2003 la SIO (Society for Integrative Oncology) y en España en 2012 se creó la Asociación de Oncología Integrativa, organizaciones multidisciplinarias sin ánimo de lucro que unen diferentes terapias y luchan para que exista una información científica de calidad y rigurosa para el cuidado «integral» de los pacientes con cáncer. En el mundo hay hoy en

---

[12] https://www.ncbi.nlm.nih.gov/pmc/articles/PMC2754854/

[13] https://drive.google.com/file/d/0B1PHvxlwBNsMZGdyVl9sMWl3dnc/view.

día veintinueve hospitales que practican la Oncología Integrativa y la mayoría se encuentran en EE. UU. e Inglaterra. Para esto hay que aceptar que es una realidad ya presente y una demanda importante por parte de los pacientes que está aumentando; hay que cambiar un poco la visión convencional estricta hacia una unión con sistemas más holísticos con el mismo objetivo: la mejora global del paciente y no solo de su enfermedad.

La ciencia ha avanzado mucho y ha mejorado mucho la supervivencia del cáncer, pero seguimos con una asignatura pendiente: procurar calidad de vida al paciente durante todo el proceso para que tanto si la enfermedad avanza y fallece como si el paciente recupera la salud, el proceso sea el más llevadero posible para él, sus cuidadores y el resto de sus seres queridos. La calidad de vida es un derecho, no un privilegio, y los políticos tendrían que protegerlo. Actualmente existe un vacío legal lo que impide que se regulen este tipo de actividades.

Yo misma he probado varias de estas terapias con mucho beneficio. Al principio entré en el desconocido mundo de la medicina «no convencional» suave, casi de puntillas. Ya con la primera quimio me ingresaron por neutropenia grave y como no toleraba muy bien la única terapia convencional que mejoraba las defensas (unas inyecciones) tenía que tener mucho cuidado para no coger infecciones. Tenía que evitar estar con mucha gente y en sitios cerrados (complicado siendo pleno invierno).

Una muy buena amiga mía era instructora de yoga y se ofreció a darme clases privadas. Ya que no podía ir al gimnasio, acepté. Hay varios estudios que demuestran la eficacia del yoga para el control del estrés y su protección ante la depresión en pacientes con cáncer, aunque no hay tantas evidencias de que pueda mejorar las defensas[14].

---

[14] CA Cáncer J Clin. 2017 May 6; 67(3):194-232. doi: 10.3322/caac.21397. Epub 2017 Apr 24. *Clinical practice guidelines on the evidence-based use of integrative therapies during and after breast cancer treatment.* Greenlee H., DuPont-Reyes M.J., Balneaves L.G., Carlson L.E., Cohen M.R., Deng G., Johnson J.A., Mumber M., Seely D., Zick. S.M., Boyce L.M., Tripathy D.

Puedo testimoniar que esta hora de yoga me hacía sentir mejor, con mi cuerpo y con mi espíritu, y seguí haciéndolo durante los seis meses de quimioterapia. Luego, buscando un psicólogo, conocí varias asociaciones para enfermos de cáncer y sus familias que ofrecían varias actividades entre las cuales la reflexología plantar llamó mi atención.

La literatura médica es controvertida con este tipo de masaje, pero hay evidencias de que reduce ansiedad. La probé algunas veces y me gustó mucho, además de relajarme. La verdad es que no tenía una especial ansiedad así que no puedo opinar sobre esto, pero sí creo que todo lo que puede gustar (en mi caso los masajes) y no tiene efectos negativos, en un momento tan duro como es el proceso del cáncer, hay que hacerlo. En 2017, la SIO publicó unas guías de práctica clínica de terapias integrativas en el proceso del cáncer de mama, que posteriormente ha aprobado la ASCO (American Society of Clinical Oncology) como una importante ayuda para todos los oncólogos[15].

Cuando pregunté a mi oncóloga me animó a hacerlos, aunque me dijo que fuera prudente. En el mismo hospital donde me curaban también me daban la oportunidad de recibir una serie de masajes drenantes de piernas y relajantes del cuero cabelludo, que también probé. Eran muy relajantes y placenteros y además me ahorraban el darme cremas hidratantes, que son las que recomiendan para curar la piel en el caso de recibir quimio.

No hace falta ser médico para entender que la quimio afecta a todas las células del organismo, en especial a las que están en continua renovación, como las células de la piel, uñas y cuero cabelludo (por eso se puede caer el cabello y las uñas, como me pasó a mi). Pueden producirse efectos secundarios como sequedad, irritación, erupciones o manchas a menudo, y por eso varios hospitales

Int J Yoga. 2008 Jan; 1(1):11-20. doi: 10.4103/0973-6131.36789.

Influence of yoga on mood states, distress, quality of life and immune outcomes in early stage breast cancer patients undergoing surgery. Rao R.M., Nagendra H.R., Raghuram N., Vinay C., Chandrashekara S., Gopinath K.S., Srinath B.S.

[15] http://ascopubs.org/doi/full/10.1200/JCO.2018.79.2721

(pero no todos desafortunadamente), recomiendan el cuidado de toda la piel con cremas hidratantes y limpieza diaria, además de una buena protección solar.

Los últimos masajes en especial, siendo dentro del mismo hospital, me daban plena seguridad y confianza como paciente, además de ser el único momento en el que me quitaba la peluca con gente externa a mi familia. Creo que psicológicamente ayudan mucho y el apoyo del propio oncólogo es fundamental. En mi hospital, por suerte, tenían talleres de cuidado personal y de maquillaje y te regalaban muestras, algo que siempre se agradece y más en estos momentos de la vida.

Mi curiosidad y ciertos síntomas que empeoraban (como las náuseas y la inapetencia) me llevaron a conocer un mundo bastante desconocido por mi parte y considerado peligroso: los clubs de cannabis. Quizás por vergüenza o por cierta resistencia a estas terapias complementarias por parte de mi oncóloga, no le conté nunca estas experiencias, no obstante, creía y confiaba mucho en ella.

Como ya he dicho, el sufrimiento lleva al ser humano a hacer casi cualquier cosa y por eso es importante mantener una buena relación médico-paciente de confianza y de respeto. Como profesionales sería importante conocer los mundos que existen fuera de «nuestra medicina convencional». Puedo entender a ese 65% de pacientes que no comentan a sus médicos ciertos «experimentos» que hacen, ya que como profesionales a menudo nos mostramos cerrados e ignoramos muchas cosas que las personas en ciertas situaciones de la vida encuentran y prueban. Estas situaciones podrían llegar a ser peligrosas y no justifico mi actitud, solo insisto en la necesidad de aceptar y reglamentar una «medicina integrativa».

Desconocía la existencia de varios clubs en Barcelona, aparentemente legales, donde se consumían libremente cannabinoides de todo tipo, en cantidad limitada mensualmente. Varios amigos y una compañera que habían pasado por un cáncer me recomendaron probar esta sustancia con reconocidas propiedades antieméticas. Me puse a investigar un poco y efectivamente hay mucha literatura científica sobre esta sustancia[16]. Las plantas de cannabis contienen abundantes fitocannabinoides como el cannabidiol (CBD) y el delta-9-tetrahydrocannabinol (THC), que son las moléculas activas. La cantidad de estas determinan sus efectos terapéuticos o negativos.

En España la legislación es prohibicionista y sancionadora (Ley Mordaza, julio 2015) y eso dificulta los estudios científicos y la prescripción y comercialización de tratamientos farmacológicos, además de que haya controles sobre la calidad de sustancias que siguen llegando al mercado negro. Hay muchas organizaciones de biólogos, médicos e investigadores, como la Sociedad Española de Investigación sobre Cannabinoides (SEIC) y el comité científico de la Asociación Internacional para los Medicamentos Cannabinoides (IACM), que luchan para la legalización de estas sustancias.

Varios estudios demuestran propiedades antieméticas contra el dolor y algunos contra el cáncer mismo, además de beneficios en enfermedades neurodegenerativas como el Parkinson, el Alzheimer o también la epilepsia. Es muy importante la cantidad de moléculas activas, la calidad y las reacciones personales, por esto sería fundamental poderlas controlar, sin obviar que se trata de una droga que puede crear adicción y efectos neurológicos negativos.

Me hice socia de un club donde me dieron una tarjeta con la que se pagaba, para controlar la cantidad mensual que se consumía, y entré. Era como un mundo paralelo en el que podía escoger entre varios tipos de hierbas y entre varios formatos para consumirlas: en aerosol, té, galletas, *muffins*, aceites o gotas sublinguales, etc. Mis náuseas eran tales que solo el olor me molestaba muchísimo así que decidí comprar aceite, gotas, galletas y *muffins* y salí corriendo. A los

---

[16] Isr Med Assoc J. 2017 Feb; 19(2):85-88. *Cannabis Use in Palliative Oncology: A Review of the Evidence for Popular Indications.* Turgeman I., Bar-Sela G.

J. Natl Compr Canc Netw. 2016 Jul;14(7):915-22. *Cannabinoids for Symptom Management and Cancer Therapy: The Evidence.* Davis M.P.

Curr Oncol. 2016 Dec; 23(6):398406. doi: 10.3747 /co. 23.3487. Epub 2016 Dec 21. *A user's guide to cannabinoid therapies in oncology.* Maida V., Daeninck P.J.

dos meses de quimio ningún fármaco me ayudaba y solo comía pan con tomate y patatas. Probé por mi cuenta los productos comprados y sinceramente tampoco me ayudaron mucho. El único beneficio que tuve fue un profundo y regenerador sueño después de haber comido un *muffin*. No puedo estar a favor o en contra porque no hubo ningún médico detrás que me prescribiera las dosis exactas para el control de los síntomas con lo cual nunca sabré si las dosis fueron suficientes o no. Y ser un médico precavido no me hizo insistir. Este es el problema de la ausencia de reglamentación, la gente actúa por su cuenta y puede tener consecuencias desconocidas. En mi caso intenté ser prudente, pero a lo mejor para probarlo como tratamiento terapéutico lo fui demasiado.

En mi búsqueda por mejorar mi calidad de vida y ayudarme en la cura del cáncer, llegué a un centro médico de terapia integrativa en el centro de Barcelona, y justo cuando cambié de tipo de quimio a los tres meses, empecé a hacer acupuntura recomendada por un médico de este centro. Busqué literatura científica, y hay mucha[17], sobre los beneficios de esta técnica y los efectos secundarios de la medicina convencional (dolor, neuropatía, ansiedad, etc.). Justo cuando empecé el segundo tipo de quimio que era neurotóxico empecé la acupuntura, que ayuda en caso de parestesias o algias neurales que son muy frecuentes. Puedo decir que yo no tuve (no puedo demostrar que esto me ayudó porque las empecé juntas y no sé si las hubiera tenido, pero quizás puedo creer que me pudo proteger). Solo tuve «síndrome de piernas inquietas» al final del tratamiento, que a los dos días después de la acupuntura mejoraba mucho, y elefantiasis de piernas, en lo que no me ayudó.

Las agujas no eran placenteras como los masajes, pero aun así usé esta técnica durante nueve meses. Me daba la sensación también de relajarme y de ayudarme a ir al baño, que no es poca cosa en estos procesos. Esta misma doctora me ayudó también con el insomnio (otro efecto de la quimio) dándome altas dosis de melatonina.

---

[17] Por ejemplo: *A Systematic Review of Experimental and Clinical Acupuncture in Chemotherapy-Induced Peripheral Neuropathy*. Hindawi Publishing Corporation Evidence-Based Complementary and Alternative Medicine Volume 2013.

Obviamente me puse a investigar la literatura científica al respecto y había bastante[18]. En mi caso me ayudaba a coger sueño, y no sé si por probar esta y otras alternativas, pero no volví a ingresar por bajas defensas. Solo una vez a mediado del segundo ciclo de quimio tuve que suspenderla por una semana a la espera de que los valores hemáticos de neutrófilos subieran.

Una parte importante de la medicina complementaria son las diferentes dietas que existen. Mi experiencia en este mundo alimentario empezó varios meses antes de mi enfermedad. El año anterior a mi cáncer me empeoraron unos dolores de barriga que solía tener de vez en cuando. Me hice analíticas y pruebas que siempre salían bien, pero los dolores eran cada vez más frecuentes y fuertes. Hablé con un amigo digestólogo que me citó, pero no me encontró nada, aunque me suministró unos medicamentos que no me ayudaron mucho. Llegué a hacerme una colonoscopia y gastroscopia que por suerte resultaron normales. Aunque él me desaconsejó desde un punto de vista científico hacer las pruebas de «intolerancia alimentaria», las hice, ya que no conseguía mejorar mis problemas. Salió que era intolerante a casi todo y fui a ver

[18] Sleep. 2010 Dec 1; 33(12): 1605–1614. PMCID: PMC2982730. *The Use of Exogenous Melatonin in Delayed Sleep Phase Disorder: A Meta-analysis.* Ingeborg M. van Geijlswijk, Hubert P., Korzilius L.M., Smits M.G.

Breast Cancer Res Treat. 2014 Jun; 145(2): 381–388. Published online 2014 Apr 10. doi: 10.1007/s10549-014-2944-4A. *Randomized, placebo-controlled trial of melatonin on breast cancer survivors: impact on sleep, mood, and hot flashes.* Chen W.Y., Giobbie-Hurder A., Gantman K., Savoie J., Scheib R.,Parker L.P, Schernhammer, E.S.

J Clin Sleep Med. 2015 Oct 15; 11(10): 1199–1236. Published online 2015 Oct 15. doi: 10.5664/jcsm.5100Clinical Practice Guideline for the Treatment of Intrinsic Circadian Rhythm Sleep-Wake Disorders: Advanced Sleep-Wake Phase Disorder (ASWPD), Delayed Sleep-Wake Phase Disorder (DSWPD), Non-24-Hour Sleep-Wake Rhythm Disorder (N24SWD), and Irregular Sleep-Wake Rhythm Disorder (ISWRD). *An Update for 2015 An American Academy of Sleep Medicine Clinical Practice Guideline.* Auger R.R., Burgess H.J., Emens J.S., Deriy L.V., Thomas S.M., Sharkey K.M.

Int J Mol Sci. 2013 Apr; 14(4): 8638–8683. Published online 2013 Apr 22. doi: 10.3390/ ijms 140 4 8638. *Melatonin: Buffering the Immune System.* Carrillo-Vico, A., Lardone P.J., Álvarez-Sánchez N., Rodríguez-Rodríguez A.y Guerrero J.M.

a un compañero ginecólogo y naturópata. Él me aconsejó seguir una dieta estricta por tres meses y luego reintroducir los alimentos lentamente, y me explicó varias propiedades y cosas del mundo naturópata sobre nuestra manera de alimentarnos. Como no podía comer gluten, lácteos, frutos secos ni muchos aditivos, etc. empecé a mirar bien las etiquetas de lo que compramos en el supermercado y vi que no podía comprar casi nada.

Empecé entonces a investigar y encontré varios supermercados biológicos en Barcelona que fueron mi salvación en este periodo. Me puse a leer y me hice amiga de una nutricionista. Me di cuenta por primera vez en mi vida de lo mal que comemos los occidentales y ni nos damos cuenta. La falta de tiempo que todos tenemos y la gran facilidad de poder comprar comida en cualquier esquina, supuestamente controlada y segura, nos ha hecho ciegos. Por ejemplo, una simple hamburguesa en el supermercado no contiene solo carne triturada, ni siquiera solo un conservante para mantenerla, pero lo damos por descontado y nunca leemos las etiquetas (suponiendo que estén controladas y sean de verdad).

Además de documentarme ampliamente, conseguí que mejoraran mucho mis síntomas. Es difícil demostrar si fue el efecto placebo o realmente el cambio de alimentación con la dieta por las intolerancias y consumiendo solo productos ecológicos, pero lo cierto es que nunca había comido tan sano en mi vida como en estos meses.

Comencé luego a reintroducir los alimentos para irlos digiriendo poco a poco, y me sentí realmente muy bien y llena de energía. Convencida de lo que decía Hipócrates, «que el alimento sea tu medicina», y en un momento muy positivo de mi vida, llegó ese día, como muchísimos otros en el gimnasio, en el que mientras me ponía la crema tras la ducha me encontré el bulto en mi mama izquierda.

Naturalmente mi actitud frente a las diferentes dietas o consejos que te dan cuando tienes cáncer fue muy negativa y de rechazo. Toda mi vida tuve cuidado en la alimentación, y en especial el último año antes de mi cáncer, cuando comí muy sano y con integradores que supuestamente protegen de las enfermedades.

Es cierto que la comida en nuestros países occidentales a menudo no es muy sana y hay muchísimos estudios que demuestran que no cuidar lo que se come provoca obesidad y da más riesgos de padecer diabetes, hipertensión y muchas otras enfermedades. Es también cierto que siempre hay que tener un espíritu crítico y hay que mirar bien de donde viene la información y el contexto en el que se aplica.

Como siempre cuando no hay control y reglamentación, mucha gente que ha leído unos libros o ha hecho un cursillo, se pone a vender «humo» revestido de «verdad suprema» con alguna palabra técnica que posiblemente tendrá efectos y provocará daño en la vulnerable población oncológica. Por ejemplo, he leído de personas que producen productos antioxidantes como protectores y reductores del cáncer. Se miden en Orac por 100 g Esto puede parecer muy técnico y verdadero a personas ajenas al mundo científico y sanitario o quizás para ellos mismos cuando se encuentran en una situación de vulnerabilidad como el cáncer, sin embargo, esta medida no está aceptada por los científicos ya que se usa en vitro y no refleja la realidad del cuerpo humano.

Aunque haya ciertos estudios, los expertos afirman que no hay fuerte evidencia científica de ninguna dieta para el cáncer[19]. Obviamente, hay que respetar el efecto placebo, sobre todo cuando los consejos vienen por parte de sanitarios, pero aún así hay que ver el contexto y tomarlos como consejos.

Recientemente, un conocido, joven y deportista, en un año ha muerto por cáncer de colon. En el mismo hospital le aconsejaron

---

[19] Anticancer Res. 2014 Jan; 34(1):39-48. *Counseling patients on cancer diets: a review of the literature and recommendations for clinical practice.* Huebner J., Marienfeld S., Abbenhardt C., Ulrich C., Muenstedt K., Micke O., Muecke R., Loeser C.

J Environ Public Health. 2012; 2012:727630. doi: 10.1155/2012/727630. Epub 2011 Oct 12. *The alkaline diet: is there evidence that an alkaline pH diet benefits health?* Schwalfenberg G.K.

Nat Rev Clin Oncol. 2016 Mar 8.doi: 10.1038/nrclinonc.2016.24. *Epub ahead of print] Diet, nutrition, and cancer: past, present and future.* Mayne S.T., Playdon M.C., Rock C.L.

al principio una dieta para ayudarle. Aunque los exámenes iban mal y la situación empeoraba, él y su familia han seguido religiosamente esta dieta hasta el día anterior de su muerte. Personalmente creo que en esta situación el chocolate o cualquier otra cosa que le hubiera apetecido comer no hubiera cambiado en absoluto su realidad y quizás hubiera tenido algún momento más de placer antes de su muerte.

En mi caso, y a pesar de mi actitud negativa y mis conocimientos, confieso que muy a menudo me tomaba en ayuno una bebida horrorosa con limón, remolacha y manzana a la que le añadía algo de bicarbonato que supuestamente subía las defensas. Esto para demostrar que con un cáncer se olvidan muchos otros conocimientos y nos volvemos muy sensibles a consejos de nuestro alrededor, que, aunque puedan parecer tontos, confiamos en que nos puedan ayudar en este proceso.

Obviamente, nuestras familias están dispuestas a cualquier cosa para ayudarnos y a veces pierden el espíritu crítico y es donde a veces se pueden encontrar con personas que se aprovechan de ellos para sus «negocios». El colectivo oncológico es muy vulnerable y susceptible a estafas por lo que creo que los políticos y la sociedad deberían protegerlo creando más controles y reglamentos.

Mi curiosidad me empujó a probar también la leche de yegua, sustancia que además de aportar buenos nutrientes, tiene en teoría muchas propiedades entre las cuales está la de mejorar las defensas. Me obsesioné un poco al principio porque la oncóloga me dijo que no existían medicamentos o alimentos o cosas que se pudieran tomar o hacer para mejorar las defensas y ahí me dejó esperando que mi cuerpo se recuperara solo. En teoría es una leche muy similar a la humana, rica en aminoácidos esenciales, vitaminas, minerales y grasos poliinsaturados como omega 3 y 6[20].

Hay varios hospitales catalanes que la están estudiando y hay varios centros europeos que la producen. En realidad, no he con-

---

[20] K. Potočnik et al.: *Mare's milk*, Mljekarstvo 61 (2), 107-113 (2011).

seguido encontrar literatura científicamente importante sobre su uso y sus efectos. Como su sabor era malísimo y su eficacia dudosa decidí que la bebida horrorosa de remolacha que tomaba muchas mañanas era más que suficiente y la dejé en seguida.

Mi innata inquietud y quizás mi humana voluntad de colaborar y de no quedarme parada me hicieron experimentar varias cosas que seguro me sirvieron para profundizar en mis conocimientos de todo el mundo «integrativo». Quizás es verdad que como humanos es muy difícil que aceptemos un «no hay nada que hacer», pero probablemente nuestro instinto de supervivencia nos empuja a encontrar siempre soluciones, aunque al final algunas veces se demuestre que hubiera sido mejor habernos quedado quietos.

4.
INTERVENCIÓN

S i para una mujer siempre es complicado pensar en una cirugía en sus mamas, aunque solo sea por plastia voluntaria, imagínate cuando es demolitiva por cáncer.

Las mamas son una característica sexual femenina muy importante para cualquier mujer, de identificación personal y de placer, solo comparable creo con el pene para los hombres. Por suerte, la medicina ha hecho muchos adelantos en este sentido y en el ICO son muy sensibles con estos temas, tanto que operan directamente cirujanos plásticos especialistas en cáncer de mama. Es muy importante, creo, intentar que la paciente salga del quirófano sin cáncer, obviamente, pero también con un buen resultado estético si es posible. Queramos o no las mamas son un punto de feminidad y sexualidad muy importante, además de una parte íntima que nos caracteriza y es mejor podernos evitar el trauma de vernos mutiladas, aunque sea por una temporada. Ya se sufre bastante con todo eso, todo lo que nos podamos ahorrar, bienvenido sea.

El tipo de cirugía que se aconseja siempre depende del tipo de cáncer, obviamente, y también de la experiencia de los cirujanos, y no en todos los hospitales o clínicas es lo mismo. A veces se ven mujeres sin pelo en películas, hay cantantes, o alguna atrevida por el mundo, pero mujeres sin mamas nunca, por lo que esto impacta mucho.

La cirugía oncoreductiva y con reconstrucción a la vez es mucho más larga y complicada dependiendo sobre todo del tipo y localización del tumor, y a veces requiere la ayuda de cirujanos vasculares.

Se tendrían que preparar buenos cirujanos especialistas para que todas las estructuras pudieran tenerlos.

Por suerte, sabemos que la supervivencia relativa para cinco años de este tipo de cáncer llega a ser del 99% cuando es limitado solo a la mama, para todos los estadios combinados puede ser del 89,2% y después de diez años se mantiene en un 83%, según datos de 2015[21]. Así que una vez decidida la mejor manera de quitar el cáncer, queda pensar y decidir la mejor manera de dejar estéticamente las mamas, puesto que esperamos vivir muchos años más y es muy importante también para nosotras cuidar la «calidad» de esta vida. Además, hay muchas mujeres que sufren este cáncer en edad joven y poder tener un aspecto exterior bueno ayuda mucho en la recuperación y en una futura y buena calidad de vida.

Como «paciente» tenía mis miedos tanto a padecer una cirugía (anestesia general, quirófano etc.) como a que la cirugía no fuera lo más eficaz posible. Como «médico» quería entender bien las diferentes posibilidades y ser partícipe de la decisión del tipo de cirugía. Así que me puse a estudiar[22]. Creo que no solo porque yo soy médico, sino también todas las mujeres, deberían participar en la decisión, cuanto menos estética, de esta cirugía, ya que padecerán las consecuencias el resto de su vida. En este caso internet es muy útil para ver los resultados estéticos finales.

El método anglosajón, que personalmente me gusta mucho y que usan por ejemplo en EE. UU., donde estudié, suele ser que el médico, normalmente, delante de una patología, explica a los pacientes las diferentes opciones curativas que hay con los diferentes porcentajes de resultados y dejan elegir a ellos. Paralelamente a la eficacia contra el cáncer, hay diferentes resultados estéticos que

---

[21] http://www.seom.org/es/informacion-sobre-el-cancer/info-tipos-cancer/cancer-de-mama-raiz/cancer-de-mama?start=2#content

http://www.cancer.net/es/tipos-de-c%C3%A1ncer/c%C3%A1ncer-de-mama/estad%C3%ADsticas

http://www.cancer.org/espanol/cancer/cancerdeseno/guiadetallada/cancer-de-seno-early-survival-by-stage2.

[22] (www.breastcancer.org) (www.cancer.org) (www.aecc.es).

creo que son muy personales para elegir y que a menudo no se explican a las pacientes.

Los últimos meses antes de mi cirugía empecé a documentarme y tuve un par de citas con el cirujano, que me explicó varias opciones. La más probable para mí era una cuadrantectomia y linfadenectomía axilar. En mi caso todo dependía del resultado genético (Mutación BRCA1-2) del examen que hice al principio y que llegó solo tres semanas antes de mi intervención (después de cinco meses aproximativamente). Si no hubiera habido esta duda, la intervención ya estaba decidida por el cirujano.

De nuevo, por tranquilizar mi conciencia médica, pedí aparte un par de segundas opiniones en otros dos buenos hospitales de Barcelona y a mis amigos y compañeros americanos, que por suerte coincidieron. No me quedaba tranquila aceptando solo una cuadrantectomía cuando ya tenía ganglios afectados, pero todos los máximos expertos coincidieron (quizás justo porque ya se había extendido más allá de la mama, no tenía sentido mutilarla demasiado) y tuve que ser humilde y confiar. Los protocolos de enfermedades importantes ayudan a que todos los profesionales actúen igual, así que todos coincidieron. Como médico sé también que a veces por cosas más pequeñas no hay protocolos estrictos y la experiencia personal hace que los profesionales piensen y actúen de forma diferente unos de otros, de ahí la inseguridad, a veces, de algunos pacientes.

En mi situación, la linfadenectomía axilar total no se cuestionaba. En caso de que mi cáncer hubiera sido de origen genético yo no hubiera tenido dudas en hacerme una mastectomía bilateral (con posible reconstrucción con grasa autóloga en la misma intervención, aunque era más larga y complicada). En este último caso hay dos opciones: la DIEP (técnica de reconstrucción mamaria que utiliza piel o grasa del abdomen con su arteria) o la SGAP (la zona escogida sería la glútea con su grasa y su arteria).

Tampoco tenía dudas sobre mantener mis pezones si no era necesario quitarlos. Profesionalmente había visto los resultados estéticos de pezones tatuados y personalmente no me gustaban. Si ese hubiera sido mi caso, al haber asociado genéticamente un riesgo también de cáncer de ovario, podía tener dudas sobre si hacerme una ovariotomía dada mi joven edad y deseo gestacional, como me habían aconsejado, o hacer solo controles estrictos. Sí que tenía muchas dudas en el caso de que no fuera genético. Primero porque el análisis genético a día de hoy mira solo dos genes, el BRCA1 y 2, que seguramente están relacionados con el cáncer de mama y ovarios, pero quedan dudas sobre otros genes que todavía se están estudiando. Con lo cual la definición «no genético» queda un poco limitada. De hecho, los informes decían solo «no hay mutación de los genes BRCA1 y BRCA2» y hoy en día se interpreta que no es genético.

Luego dudaba mucho como «médico» sobre si intentar eliminar físicamente lo más posible el riesgo de recidiva, siendo más agresiva de lo aconsejado, haciendo igualmente una mastectomía, o confiar totalmente en los compañeros y hacer solo una cuadrantectomía. Mi resultado no fue genético (ninguna mutación de los genes BRCA1-2), así que me «comí» todas mis dudas.

Después de seis meses de quimio, donde delegué por completo mi salud al destino y a los compañeros oncólogos, con la cirugía volví a tener toda la responsabilidad de mi vida sobre mi espalda y más que nunca, porque esta vez se trataba de eliminar un cáncer y de tener cicatrices de por vida (si todo iba bien); ya no se trataba de prevenir posibles patologías genéricas en el futuro como solía hacer antes. Esta vez era una patología importante y se decidía mi futuro, físico y también estético. Ser médico, una vez más, iba en contra mío. Todos me aseguraron que en mi caso la mastectomía mono lateral tenía los mismos riesgos de la cuadrantectomía más radioterapia. Sentía que podía decidir yo, con conocimientos (después de haber estudiado el tema) y tratándolo juntamente con el compañero cirujano, pero me sentía totalmente responsable de una eventual recidiva posterior.

Si me decidía por una cuadrantectomía y luego aparecía una recidiva no me lo hubiera perdonado, sin embargo, decidir una mastectomía con todas sus consecuencias y riesgos si no era necesaria tampoco me dejaba tranquila. Además de curarme bien del cáncer y esperando una larga supervivencia, el tema estético era muy importante para mí, como mujer joven y además sin pareja estable. Un comentario del genetista me ayudó bastante a decidirme explicándome que para mejorar un poco el riesgo hubiera tenido que hacerme una mastectomía bilateral con extirpación de los pezones. Quería el menor riesgo posible de recidiva, pero también de consecuencias a corto y largo plazo de la cirugía. Así que después de darles vueltas por meses, me convencí para hacerme una cuadrantectomía con linfadenectomía axilar ya que todos coincidían en que, en mi caso, no era necesaria la mastectomía y mucho menos bilateral.

Fui a la última visita con el cirujano la semana anterior a mi intervención contenta de que, confiando en ellos, pudiera salvar el tema estético. Cuando firmé el consentimiento informado leí el nombre de una técnica que no había encontrado en mi reciente documentación y menos mal que pregunté el significado. Probablemente he sido un poco pesada como paciente-compañera (en estos casos ser médico no ayuda) pero creo que siempre es mejor más que menos y que hay que explicar bien lo que se hace, sobre todo cuando influye en la vida y en su calidad.

No sé si se le pasó el detallarme todo o consideró que siendo médico ya lo conocería, o como a menudo nos pasa en nuestra práctica diaria, que no tenemos tiempo suficiente en las apretadas agendas de hablar y empatizar con los pacientes. Me explicó con total seguridad y gran profesionalidad que este nombre significaba que para remodelar la mama después de haber quitado el tumor, el corte bajaría del pezón hacia abajo del pecho, siguiendo la curva un poco a la derecha y a la izquierda. La consecuente cicatriz quedaba como una T invertida y haría lo mismo en la otra mama para que quedaran simétricas e iguales.

El cirujano, seguro y tranquilo de usar una de las últimas técnicas mundiales de plastia reconstructiva de mama que muchísimas mujeres sanas le pedían para mejorar sus pechos, se quedó de piedra al verme romper a llorar. Profesionalmente yo había visto estas cicatrices y personalmente no me gustaban. Aquí más que nunca me di cuenta de que el tema estético es totalmente personal y subjetivo. Recordé efectivamente a muchas mujeres sanas con estas cicatrices o con pezones tatuados contentas del resultado estético de su plastia, pero yo no hubiera querido nunca eso para mí.

Descargué con mis lágrimas meses de tensión en este tema, meses que me habían llevado a decidirme por una cirugía conservadora pero que implicaba una mejor apariencia. ¿Todos mis esfuerzos en ser más conservadora en la cirugía para que luego me despertara con muchas cicatrices y en las dos mamas? Por suerte lo hablamos y me aseguró que, por mis mamas, con la misma capacidad de oncoreducción, se podía tener un buen resultado estético también, simplemente pasando por la areola sin el corte a T y sin tocar la otra mama, como quería yo. Como paciente-compañera pesada que soy le recomendé apuntar esto en mi historia para que constara bien a la semana siguiente cuando yo estuviera dormida en el quirófano, para que no hubiera posibles errores o malas interpretaciones.

Por fin me quedé tranquila e ingresé siete días después. Al llegar al hospital me llevaron primero a radiología para poner un arpón de metal en la zona del tumor que ahora había desaparecido. Otra vez punción y dolor en mi pobre mama que de golpe me recordó los pinchazos de las biopsias de unos meses anteriores. Ya habían pasado casi siete meses de aquel día que cambió mi vida y ahora el cáncer había casi desaparecido con la quimio, pero aquel dolor me lo recordó como si hubiera sido ahora mismo. Contenta de que no se viera en la ecografía, como médico tenía miedo de que no identificaran bien la zona, pero intenté no pensar y confiar en el destino y en ellos.

Llegué a mi habitación con mis padres (menos mal que estaban ellos distrayéndome), esperando que me llamaran para el quirófano. Era una habitación doble, pero no había nadie más y eché de menos a Diana, que justo conocí en mi anterior y único ingreso. Tuve que quitarme mi gorrito de algodón y ponerme el gorro verde transparente del quirófano y me dio reparo que se viera mi cabeza pelada. Me sentí así tan pequeña y vulnerable, pelada, desnuda debajo de una bata con un arpón de metal que salía de mi pecho «enfermo», además de unas piernas muy hinchadas, consecuencia de la quimio. Sentí toda la vulnerabilidad de ser humana y la máxima humildad nunca experimentada antes.

El pelo y la ropa nos distinguen estéticamente, pero en realidad todos tenemos el mismo «cuerpo humano», que es muy vulnerable, que cualquier día se puede estropear y que seguro que algún día tendremos que dejar. Con esos pensamientos me llevaron al quirófano donde esperé sola un buen rato en una habitación. Recordaba como médico-cirujano, que era normal que acercaran al paciente a su quirófano mientras aún se limpiaba del paciente anterior y simplemente le saludaba con rapidez mientras se quedaba esperando. A mí no me saludó nadie, pero por primera vez entendí la importancia del calor humano, sobre todo en estos momentos. Solos y muy vulnerables, es normal que nos pasen todo tipo de pensamientos por la cabeza dentro de un quirófano. Creo que poder ver a tu cirujano para que te tranquilice un poco es algo muy importante a nivel emocional, y me prometí hacerlo mejor en mi profesión futura.

Por fin entré y vi a mi cirujano y a mucha otra gente. En cuanto lo vi me tranquilicé y me alegré mucho, como un niño pequeño que ve a su mamá después de haberse perdido. Nunca pensé como médico, que yo fuera tan importante en estos momentos para mis pacientes a los que iba a operar. A menudo nos acostumbramos a nuestro trabajo, a nuestra rutina, y hablamos y tranquilizamos a nuestros pacientes más por educación y profesionalidad que por conciencia real de lo que significamos para ellos en ciertas situaciones. De hecho, varias veces volví a ver a viejos pacientes en el pasillo o en la calle que no reconocí ni me acordaba de ellos; sin embargo, ellos me reconocieron, me saludaron y me agradecieron haberles curado unos problemas de salud que yo ni siquiera recordaba.

En el frío quirófano ahora era yo el paciente y mi médico me explicó otra vez lo que iba a hacer (no recuerdo nada de lo que dijo en este momento, ya que estaba solo preocupada porque todo saliera bien y entregada a que hicieran lo que quisieran con mi cuerpo) y me lo dibujó sobre la piel mientras yo le recordaba que no quería las cicatrices en «T», (seguía siendo una paciente-médico pesada) antes de tumbarme y dormir.

Solo recuerdo despertarme aún en el quirófano y pedir morfina para el dolor. No vi a mi cirujano después de la intervención para decirme cómo había ido. Luego, cuando me llevaron a mi habitación, me encontré allí a mis padres y a unos amigos contentos de verme, como si hubiera vuelto de un largo viaje. Ellos me dijeron que el cirujano les había explicado que todo había ido bien y que se había hecho con el tipo de cirugía que quería yo. Les agradecí a todos el cariño, pero estaba muy cansada y un poco dolorida.

Entiendo muy bien la preocupación de los seres queridos ante este tipo de cirugía tan importante, pero quizás (excepto mis padres) hubiera preferido ver a los amigos al día siguiente, con más tranquilidad y lucidez. Personalmente creo que el día de una intervención es mejor dejar al paciente tranquilo, con uno o dos parientes íntimos, ya que es una situación de máxima fragilidad e intimidad. Yo en concreto, no recuerdo nada excepto mis esfuerzos para estar despierta.

A la mañana siguiente esperaba ver a mi cirujano, pero vinieron a verme dos médicos que yo no conocía y me controlaron la herida. Me supo mal no ver a mi cirujano, no poderle preguntar cómo había ido todo (pregunté a ellos y me contestaron, pero no era lo mismo). No lo vi ni en los días siguientes ni al mes siguiente, por sus problemas de agenda. No lo vi nunca más porque al año me dijeron que se había ido a trabajar a otro sitio.

Esto me demostró cuánto de importantes y referentes somos como cirujanos para los pacientes. Yo como enferma me encomendé y confié totalmente en el cirujano que me había seguido hasta ahora y que me conocía bien; él era entonces para mí el referente de mi salud, de mi vida y de los resultados estéticos. Él me había operado y él como nadie podía explicarme los detalles y seguir los éxitos. Fue una decepción para mí y creo que cada cirujano debería poder seguir a los pacientes que opera, aunque estoy muy contenta del resultado.

Una cosa nueva para mí, también como médico, fue que al día siguiente de una cirugía tan importante y aún con fajas y drenaje me obligaron a levantarme y ducharme. Al principio no pensaba que podría sostenerme en pie y mi madre me ayudó, pero cubriéndome las fajas para que no se mojaran, y con mucho cuidado con el drenaje, me duché, y efectivamente me sentí mucho mejor. La medicina avanza tan rápida que yo me había quedado anclada en el pequeño hospital de la periferia, con la lentitud del pasado, donde los pacientes operados se sientan al primer día y se levantan al segundo día, y están sin ducharse mientras tengan los puntos.

Aunque esta es más tarea de los enfermeros y no es tan importante que un médico esté al día en estas cosas, siempre viene bien conocer nuevos estudios que hacen cambiar viejas costumbres[23].

Otra cosa muy buena que aprecié en mis dos ingresos fue que no había horarios de visita. No en todos los hospitales ni tampoco en todos los países hay libertad de horarios para visitar a los enfermos. Como médico nunca pensé si era correcto o no tener horarios de visita en el hospital, y cuando no estaba en Barcelona, estaba acostumbrada a pensar que los parientes que se colaban fuera de sus horarios interrumpían el trabajo de los sanitarios. Como paciente cambié totalmente mis pensamientos, experimenté en mi piel el deseo y la importancia de tener a mi lado a mis seres queridos siempre.

Por la noche cuando se iban a dormir a casa y me quedaba sola un par de horas antes de dormir, en mi cama blanca de «paciente», en el silencio de los hospitales, con tubos o heridas que me limitaban los movimientos, ya los echaba de menos y esperaba con ansia la mañana siguiente. Estar ingresado no es absolutamente igual a trabajar en un hospital. Ser médico y estar en el hospital día y noche es nuestra elección y lo hacemos con gusto, aunque el lugar sea también de los pacientes, pero siempre tenemos algo que hacer (a veces demasiado) y siempre nos movemos libremente por sitios que conocemos de memoria, casi dueños del lugar y de nuestra posición. Ser paciente es una obligación, donde a menudo (siempre

[23] J Foot Ankle Surg. 2013 Sep-Oct; 52(5):612-4. doi: 10.1053/j.jfas.2013.02.016. Epub 2013 Apr 13.

Does postoperative showering or bathing of a surgical site increase the incidence of infection? A systematic review of the literature. Dayton P., Feilmeier M., Sedberry S.

para la gente normal), nos encontramos en un sitio desconocido, cuando estamos mal, y nos sentimos vulnerables, dependientes y limitados en los movimientos. En estos momentos de incertidumbre, dolor y miedo, creo que es muy importante poder ver a los seres queridos a cualquier hora, primero para los enfermos, que se sienten apoyados y más tranquilos, y segundo para los familiares, que trabajan y no tienen que pedir permisos.

Mi sensación personal (contraria totalmente a mis prejuicios del pasado) ha sido también que la presencia de los familiares puede ayudar a los sanitarios, que tienen muchos enfermos y muchas cosas que hacer. Ellos cuidan en lo que pueden al enfermo (le ayudan a ir al baño o le dan agua si puede beber o le ayudan a moverse o comer si puede, etc.) ahorrando que llame a los sanitarios[24].

Al tercer día me dieron el alta con todas las explicaciones de lo que habían hecho y los cuidados que tendría que darme, y todavía con el drenaje axilar y los puntos. Estaba muy contenta de regresar a la comodidad de mi casa y no tenía quejas con el hospital (excepto no haber visto a mi cirujano).

La primera dificultad para mí fue aprender a dormir boca arriba ya que siempre lo había hecho de lado o boca abajo; entre las fajas y el drenaje no tenía muchas más opciones. Era más la preocupación teórica que la realidad ya que en unos días lo tenía automatizado. Creo que cuando el cuerpo está muy cansado, simplemente al tumbarse, se duerme, independientemente de la posición. Había aprendido a ducharme sola, aunque mi madre me ayudaba a cuidar la herida y el drenaje. Además, encontré una bata cómoda y bonita donde podía esconder el tubo y la bolsita cuando venían a visitarme mis amigos.

[24] J Child Health Care. 2010 Mar; 14(1):6-23. doi: 10.1177/1367493509347058. Epub 2010 Jan 5.

Marking the 50th anniversary of the Platt Report: from exclusion, to toleration and parental participation in the care of the hospitalized child. Davies R.

Pediatrics. 2014 Jul; 134(1):e169-75. doi: 10.1542/peds.2013-3912.

Videoconferencing to reduce stress among hospitalized children. Yang N.H., Dharmar M.., Hojman N.M., Sadorra C.K., Sundberg D., Wold G.L., Parsapour K., Marcin J.P.

La primera semana pasó muy rápida y en la cita para el control me quitaron los puntos, aunque me dejaron el drenaje, que tendría que cuidar hasta que espontáneamente dejara de aspirar líquidos linfáticos (normalmente al cabo de unos días). Seguí moviendo mi brazo para que no se hinchara y al principio estaba contenta de ver que los líquidos salían en la bolsita, pensando como «médico» que así no se quedaban en el brazo y no daban lugar a un linfedema (consecuencia que temía de la operación que me habían hecho).

Pero después de otra semana en la que seguía drenando bastante, llamé al «precioso» número disponible de siempre y una enfermera me tranquilizó explicándome que a veces se podía retrasar el dejar de drenar. Yo nací con retraso y en muchas situaciones de mi vida también he llegado tarde, ¡cómo no iba a sufrir un retraso ahora!

Elegí tomarme a broma el asunto. Creo que a pocas personas les ha pasado tener que llevar el drenaje por tres semanas como a mí me pasó, pero con paciencia todo llega y al final dejó de salir líquido y pudieron quitármelo. La alegría duró poco porque unos días después se me hinchó la mama operada y se puso roja además de dolerme mucho. Mis informaciones médicas ya me dieron el diagnóstico: «Mastitis». En este caso ser médico me ayudó, consciente de que esto podía pasar, pero no dejaba de ser humana, e igualmente me preocupé un poco por las consecuencias en mi mama. Volví al hospital donde me drenaron un montón de líquido y me dieron antibióticos.

Con la cura mejoré mucho, pero al terminarla me volvió otra mastitis. Pensé que era verdad lo que se dice que a los compañeros-pacientes siempre nos pasa de todo. Pero a estas alturas tenía la suficiente experiencia y optimismo para saber que nada podía ser peor que la diagnosis de cáncer de siete meses atrás. Estaba segura de que, con mucha paciencia, esto se resolvería y así fue. Lo que me preocupó fue el riesgo de retrasar demasiado la radioterapia, ya que esa no se podía hacer si había inflamación. Había un límite de tiempo para empezarla después de la intervención y justo pude empezarla tres días antes de esta fecha.

Siempre he vivido situaciones al límite (recuerdo, por ejemplo, el concurso en Italia para empezar la residencia en ginecología, que entré con la última plaza) y no podía ser diferente ahora. Además, con la segunda mastitis intentaron volver a sacarme líquido, pero esta vez no salió nada y se quedaron dos pequeños agujeros en la piel que me dejaron un poco preocupada. El radiólogo también me ayudó con esta preocupación recordándome todo lo que había sufrido esta mama y lo que me quedaba con la radio, así que estos agujeritos no eran nada comparado con eso, y me tranquilicé.

5.
RADIOTERAPIA

L a segunda mastitis me había llevado al límite de tiempo para empezar otra nueva experiencia, la radioterapia. Me había despedido de mi oncóloga la semana antes de la intervención y había quedado en verla al cabo de seis meses. Ya me avisó y me explicó que después del alta del hospital me iban a seguir en radioterapia para los tres siguientes meses.

Una enfermera me estuvo revisando el drenaje y ya con la primera mastitis conocí a la radioterapeuta que me llevaría ahora y en un futuro, alternándose con la oncóloga. Fue un cambio, acostumbrada como estaba a la otra; después de seis meses, esta me parecía más fría, más joven y otros tontos prejuicios que pronto se disiparon al verla preparada y comprometida conmigo.

En mi caso, como en la anatomía patológica de la intervención salió que aún quedaba un linfonodo axilar de los dieciocho que quitaron, afectado, y había unos milímetros de cáncer en todo el cuadrante de mama que cortaron, se debía hacer radioterapia en toda la mama, en la axila y también en la zona de la clavícula. Este es el recorrido clásico del cáncer de mama cuando da metástasis, porque ya me conocía la teoría. Así, al escuchar lo que me iban a hacer, por un lado, me sentí más protegida porque me irradiaran más allá de lo que se sabía afectado hasta este momento. Aunque, por otro lado, no me hizo ninguna gracia que sospecharan que alguna célula «mala» se hubiera podido escapar.

Me explicó todo muy bien cuando decidió retrasar la terapia nada más llegar a la primera visita debido a mi mastitis. No se podía hacer con inflamación, además de que las radiaciones inflaman más. Había que hacer un TAC previo para tomar unas mediciones de volúmenes del cuerpo exactas, para definir bien la zona a irradiar que fuera igual para todo el tratamiento. Obviamente, si lo hacían con la mastitis (como la inflamación hincha) seguro que los volúmenes iban a cambiar cuando se reabsorbiera.

Como médico lo tenía claro, pero como paciente estaba preocupada por no poder empezar a tiempo y seguía sintiendo molestias en mi mama izquierda y también por los terribles edemas en las piernas y pies por la quimio. Este fue otro momento en el que «no saber» quizás hubiera sido mejor para mí: si no me hubieran explicado los límites de tiempo y técnicos del TAC, si no hubiera sido médico, quizás hubiera podido vivir más tranquila.

Por otra parte, siempre he sido una persona curiosa y con ganas de saber, sobre todo lo que estaba relacionado conmigo, y tenía que aceptar sus consecuencias. Mantener los volúmenes iguales significaba también no cambiar mi peso hasta terminar todo. Había cogido varios kilos y pensaba empezar a perderlos tranquilamente con la radio, pero me recomendaron no bajar de peso. En ese momento, me quedé con lo positivo de la situación y pensé que aún podía seguir dándome mis «caprichitos en la cocina».

Mi radioterapeuta me controló durante un par de visitas más pero luego, al llegar el periodo de vacaciones veraniegas, se fue y me siguieron controlando un enfermero y los médicos de guardia.

El tiempo pasaba y no me decían cuándo podía empezar hasta que un día me dieron fecha para el TAC cuando aún tenía algo de inflamación. Fue la segunda vez después de lo del cirujano plástico en la que me sentí un poco «abandonada» como paciente-médico que era; no tenía un responsable que me explicara nada ni seguía mi caso, solo tenía a los de guardia y tampoco les veía a menudo. Entiendo como médico y como paciente que todos tenemos derecho a las vacaciones, pero justo me pillaba a mí en un momento donde había que tomar decisiones y no tener un único referente me hacía sentir perdida.

El día del TAC pedí hablar personalmente con algún compañero que me explicara si podía hacer o no el TAC y, consecuentemente, la radioterapia. Normalmente, nunca tuve necesidad de publicitar mi título de médico y, por lo general, no me gusta pavonearme, hasta que la ansiedad de no entender nada sobrepasó mi límite.

Aunque seguía enferma, sin pelo, con mastitis, con «elefantiasis» en las piernas, etc. (había muy poco de lo que pavonearse, la verdad) y aunque aún tenía dudas de que todo iba a acabar bien, me dejé llevar por mi gran racionalidad y por mi necesidad de entender, que iban más allá de mi título. Ahora más que nunca entendí la importancia de tener un único referente que te explicara las cosas y se hiciera cargo. Solo me pasó en estas tres semanas que coincidieron con las vacaciones de verano de mi radioterapeuta y fue suficiente para generarme ansiedad e incertidumbre. Seguro que estaba más sensible y vulnerable emocionalmente de lo normal, pero ¿lo normal no es sentirse así cuando estás enfermo?

Desafortunadamente, hay centros oncológicos donde no tienen referentes personales y creo que eso debe ser muy duro para sus pacientes. De hecho, creo que en Sanidad, excepto en las urgencias, sería bueno tener siempre el mismo médico referente. Eso nos hace sentir respaldados, cuidados, seguros y protegidos. Genera automáticamente confianza y seguro que ayuda en la curación la buena relación entre médico y paciente. Y en caso de no curarte, al menos tendrás una buena muerte. Hay ciudades o países que no lo tienen organizado así o que a menudo hacen discriminación entre sanidad pública (donde no se puede escoger el médico) y sanidad privada (pagando se escoge el profesional deseado).

Bueno, sentada en la sala del TAC, por fin apareció una radioterapeuta muy joven que por lo menos me aseguró que analizaría bien las imágenes para ver si quedaba demasiada inflamación y decidiría si podía o no empezar la radio. Me hice el TAC mucho más tranquila y enseguida volvió la compañera explicándome que mi mastitis estaba desapareciendo y que podía empezar el tratamiento en tres días. No tuve ni tiempo de hacerme la idea cuando entraron dos técnicas que me hicieron tres minúsculos tatuajes permanentes para delimitar la zona de mi cuerpo elegida. Fueron tres pinchacitos, pero mi tolerancia física estaba bajo mínimos; aunque me movieran con todo el cuidado del mundo, después de la quimio, de la intervención, de los pinchazos por las mastitis, etc. empezaba a no tolerar que alguien me tocara.

Fue el jueves cuando empecé la nueva experiencia, nada similar a la quimio. La única molestia era ir al mismo sitio, cada día a la misma hora, y quizás ponerme cremas más a menudo. Ese mismo día tuve visita con un enfermero que se turnaba semanalmente con mi radioterapeuta. Me dieron otro número de teléfono disponible para cualquier duda o síntoma raro que tuviera, aunque al tener visita cada semana no lo necesité. Pero aprecié mucho que me dieran ese número, me dio tranquilidad y tener visita cada siete días también me hizo sentir muy arropada y segura.

La mastitis me había dejado una zona de la mama más dura y lo comenté nada más empezar. La respuesta fue: «No se preocupe, ojalá quede solo un poco de dureza». Mi duda era precisamente esta ya que no me repitieron ni eco ni mamografía después de la intervención, pero ahora tenía que acabar la radio que podía alterar las pruebas de control.

Me avisaron de cuidar muchísimo la piel porque se podía estropear y de no tomar el sol, además de llevar ropa de algodón. Me asombré mucho cuando viví la dificultad de encontrar ropa de puro algodón ya que como mucho era mixto con acrílico, sintético etc. Ni en tiendas baratas ni en tiendas caras era fácil encontrar el algodón 100%. Hasta que no necesitamos algo, no nos damos cuenta de su valor. Hoy en día es tan fácil encontrar comida y ropa que no nos paramos a ver exactamente de que está hecha o de donde proviene. Al final encontré algo no muy bonito que, no obstante, cuidaba religiosamente.

El tiempo pasaba rápido y ya me había acostumbrado a los ruidos y movimientos de la máquina de radioterapia alrededor mío, al frío de la camilla y de la habitación por el aire acondicionado y a las manos de las técnicas que me posicionaban perfectamente igual cada día. Menos mal que todo duraba aproximadamente quince minutos. El verano pasó y también mis treinta y cinco sesiones de radioterapia justo cuando empezaba a descamarse un poco mi piel, a pesar de las diferentes cremas que me ponía varias veces al día. Me dijeron que en esto había sido afortunada ya que muchas personas tienen problemas de piel antes.

En el último control me preocupé de la dureza que seguía en mi mama y de tener que esperar tres meses para el siguiente control, en el cual ni siquiera se contemplaba que me hicieran la mamografía. Admito que en el último año me había acostumbrado a tener controles continuos y la idea de esperar tres meses me daba miedo. Me avisaron también mis psicólogas de que era normal un poco de «síndrome de abandono» cuando nos acostumbramos a tantas visitas y cuidados frecuentes por tanto tiempo, y de repente tenía que esperar tres meses sin visita alguna.

No podía evitar relacionar la dureza en mi mama con el cáncer, me faltaba una mamografía final con la que quedarme tranquila de que realmente todo había acabado (de momento por lo menos). Conseguí así que me pidieran una ecografía a los dos meses que salió bien y me quedé un poco más tranquila.

6.
RECUPERACIÓN

Terminada la radioterapia acabaron para mí los tratamientos. Teóricamente todo había ido bien, pero en la práctica no habían repetido pruebas diagnósticas que lo confirmaran. Como médico entiendo que no era necesario tomar rayos para controlar que no quedaba cáncer si ya la intervención lo había limpiado todo, pero como paciente y persona perfeccionista me hubiera gustado poner un punto práctico con una RMN negativa.

Lo cierto es que desde la última radioterapia empezaba mi recuperación oficialmente. Por suerte, en dos meses tenía una ecografía mamaria que me aclararía la dureza situada justo encima de la cicatriz, que seguía sintiendo desde antes de la radioterapia.

Me alegré de haber terminado y de no tener que volver cada día al hospital y de poder hacer lo que quisiera (o, mejor dicho, «que pudiera») durante el día, sin depender de visitas y tratamientos. Como médico hubiera tenido que estar tranquila y celebrar. Pero la realidad es que después de un año me había acostumbrado tanto a ser paciente que a veces me dejaba influir por mis conocimientos médicos en sentido negativo, y tenía miedo a que pudiera haber quedado alguna célula en el cuerpo y que en el control que tendría en tres meses pudiera tener ya metástasis.

Aunque no me parecía que hubiera tenido muchos miedos, tan concentrada como estaba en los tratamientos y resultados, y convencida de que el destino decide, ahora que probablemente empezaba a relajarme me salían todos los miedos humanos que inconscientemente había reprimido. Empezaba a tener que convivir con la «incertidumbre consciente» como la llamo yo; la verdad es que científicamente existía la posibilidad de que quedaran células y de que me saliera metástasis, pero yo tendría que elegir si concentrarme en esta y preocuparme viviendo con miedos constantes o creer en la evidencia de mi buena respuesta a los tratamientos y pensar positivamente. Los momentos se alternaban, obviamente, empujada por mi tendencia al optimismo.

Tener más tiempo libre hizo concentrarme en un dolor que tenía en el talón izquierdo que había empeorado a medida que mejoraban mis terribles edemas en los pies y piernas que tenía desde las últimas quimios. Decidí contactar con una amiga reumatóloga que me hizo una ecografía encontrando una lesión con parcial ruptura del tendón de Aquiles izquierdo e inflamación de los ligamentos rotuleos derechos, ya que tenía algún dolorcito también en la rodilla derecha. Probablemente los antibióticos que curaron las mastitis afectaron a los tendones de las piernas ya debilitados por los edemas de la quimio[25]. Quién mejor que un médico como soy yo puede entender que los fármacos pueden curar algo, pero tener efectos colaterales en otras partes.

Así empezó mi larga experiencia con fisioterapeutas y reumatólogos ya que casi no podía andar del dolor. Empecé una larga rehabilitación específica acompañada de antiinflamatorios y vitaminas, justo para seguir ejerciendo la paciencia que había aprendido.

Mientras, llegó la cita de la ecografía mamaria, que por suerte confirmó solo un pequeño edema en la zona de la cicatriz. Aparentemente todo había ido bien, pero me costaba mucho dejar de ser paciente y volver a ser médico. Seguro que las sensaciones y los sentimientos no cambian apretando un botón. Además, seguía sin sentirme bien, débil y con dolores en mi tobillo izquierdo que me limitaban mucho y que me hacían cargar el peso en la rodilla derecha, que también me dolía.

Yo ya no era yo, estaba muy pero que muy lejos de la antigua Ilaria. Me sentía vulnerable y dependiente emocionalmente como

---

[25] https://www.aemps.gob.es/cima/pdfs/es/ft/62484/FT_62484.pdf.

nunca antes, y aunque no me gustaba mucho, intentaba vivir el presente, justificándome por todo lo que había pasado. Me tranquilicé en cuanto a lo que tenía que ver con el cáncer, pero otro miedo surgió ya que mi madre tenía que volver a Italia y me dejaba sola una semana.

Siempre había vivido sola en los últimos diez años sin ningún problema y en otros países que no eran el mío, feliz de mi independencia y libertad, pero desde el diagnóstico de mi cáncer mis padres habían venido a estar conmigo alternándose para no dejarme ni un momento. Su compañía y soporte moral habían sido fundamentales para mí (y solo ahora me daba cuenta de lo importante que había sido eso) y ahora que mi madre se iba y volvía a estar sola, y aunque era solo durante una semana, me daba pánico. Inconscientemente asociaba la soledad y mi vida de antes al diagnóstico de cáncer, por lo que no quería estar sola de ninguna manera.

Mi concentración en el presente e incapacidad de pensar en el futuro (desarrolladas con la enfermedad) me ahorraron el miedo de no poder volver a estar sola nunca más. Además, en el pasado, yo era una experta en anticiparme a lo que podía pasar y me llegaba a preocupar por culpa de ser así, pero ahora estaba cambiando, y con el miedo al presente ya tenía suficiente.

Por suerte vino a dormir a mi casa una amiga y durante el día otras amigas se turnaban para estar conmigo. Tenía miedo de sentirme mal y tener que volver al hospital, aún me sentía muy vulnerable, débil y enferma. Por la noche no dejaba las llaves puestas en la puerta por si acaso unos médicos hubieran tenido que entrar en mi casa porque estaba mal.

Nunca antes me había pasado lo de tener estos pensamientos y miedos. Mi cuerpo no era en absoluto el de antes y estaba teniendo reacciones improvisas e incontrolables en este último año. Menos mal que la psicóloga me tranquilizaba explicándome que a menudo la gente que nos rodea vuelve a la normalidad más rápidamente que las personas que han estado enfermas. Esta explicación y otras de lo que podía pasar me ayudaron mucho y me tranquilizaron en cuanto a que no me había vuelto loca.

El soporte profesional de los psicólogos, además del profundo amor de familiares y amigos, fueron fundamentales para mi recuperación. Después de mi último tratamiento mucha gente efectivamente me decía: «Bueno, ya ha terminado todo y ahora volverás a tu vida olvidándote de esta pesadilla». Pues, la realidad no es tan simple, aún me quedaban secuelas (cansancio, dolores, andaba coja, me faltaban unas uñas y el pelo, etc.) y no es nada fácil volver a vivir después de ciertas experiencias.

Tampoco pensaba que fuera justo olvidarme de todo lo que había pasado, negar lo que había sufrido durante más de un año, fingiendo que todo era igual. Simplemente mirarme al espejo me recordaba que todo no era igual, inexorablemente; había engordado bastante, me estaba empezando a crecer el pelo y esperaba con ganas que llegase a un largo aceptable para quitarme la peluca. Para nada era igual a mi larga melena rizada rubia de antes, que tanto me había costado tener.

Estaba casi acabando el verano y esconder mi calvicie me había dado mucho calor. No poder tomar el sol también había sido un sacrificio y verme tan blanca en verano y con ropa ancha no era igual. Un infinito etcétera de que todo no era igual.

Por suerte, el tiempo pasa rápido y por fin llegó el día en el que tuve el coraje de volver a ver a mi peluquera. Su cálida bienvenida me reforzó las ganas de volver a una vida más publica y su bonito corte y color me dieron un subidón de autoestima. Por fin me quité la peluca y empecé a acostumbrarme a mi nuevo *look* comprando grandes pendientes que llamaran más la atención que mi corto pelo.

El verano había acabado y también casi el otoño y a medida que mejoraban mis problemas del tobillo y de las piernas, me empeoraba un dolorcito lumbar al que no había dado mucha importancia.

Se acercaba Navidad y mi primer control de los tres meses con la oncóloga esta vez, a la que pensaba comentárselo. Justo dos días antes, se cayó en Italia mi abuela paterna de 99 años, y la tenían que operar del fémur. Consentí que mi papá se fuera urgentemente; yo iría sola a Italia también en dos días, después de mi cita con la oncóloga. Pensando que la oncóloga solo me daría el buen resultado de la ecografía mamaria, fui sola a verla, pensando también comentarle la lumbalgia que tenía.

En la consulta, además de ver los resultados, me exploró y sospechó de un bulto en la otra mama por lo que me envió urgentemente a hacerme una mamografía en el piso de abajo. Por un momento volví a aquel traumático día en el gimnasio trece meses antes y me olvidé de la lumbalgia. Pasé una hora esperando la prueba como si estuviera en otro mundo, flotando, incrédula de lo que estaba pasando, y me arrepentí muchísimo de haber ido sola.

El mundo se me había parado otra vez. Los radiólogos ya me conocían e intentaron tranquilizarme. La mamografía me hizo bastante daño, físico (por las cicatrices) y emocional. Ya estaba muy cansada de que «se hiciera de todo con mi cuerpo», que ahora sentía destacado de mi alma, también dolorida por todas estas violentas experiencias. Hubiera querido llorar y gritar «basta», pero no me salían las lágrimas ni las palabras. Al cabo de unos minutos me dijeron que todo estaba bien y volvió algo de luz a mi mundo.

Me convencí inmediatamente de que tenía que hacerme una resonancia magnética (RM) para aclarar mi lumbalgia. Volver a la cola para ver a mi oncóloga, esperar que ella estuviera de acuerdo conmigo en hacerme la RM y esperar a que me dieran la cita, era demasiado complicado y largo para mis miedos y mi próximo viaje para pasar la Navidad en familia.

Decidí no comentarle nada e irme a casa a descansar del terrible susto que había pasado. En este caso ser médico fue negativo para mí, descansé del miedo a la recidiva en la otra mama, pero me devoraron las sospechas de poder tener una metástasis lumbar (ya que era muy posible desarrollar metástasis en huesos desde el cáncer de mama).

Pero ser médico fue positivo también porque pude pedirme yo sola la RM y hacerla privadamente al día siguiente. Por suerte no era ninguna metástasis, pero sí tenía edema óseo y una pequeña fractura en L4-L5 con aplastamiento vertebral. Si no hubiera venido de un cáncer y del miedo de una metástasis me hubiera preocupado por este diagnóstico, pero en este caso lo celebré, estaba tan contenta como si hubiera ganado la lotería. Otra confirmación de que absolutamente todo es relativo a nuestro punto de vista.

Estos acontecimientos y preparar la maleta me distrajeron del miedo a estar sola, aunque solo fueron tres días, que pasaron rápido y bien. Me aconsejaron que me pusiera una faja elástica en mi brazo izquierdo para protegerme del linfedema en el avión, pero esto me recordó la dificultad de estar sola. Menos mal que mi querida vecina y amiga me ayudó con todo y a llevar la maleta al taxi para ir al aeropuerto. Con la de veces que lo había hecho sola sin ningún problema, y sin embargo, esta vez, me costaba muchísimo. Me sentía sola, desprotegida, vulnerable, aún tenía miedo a coger frío y tener que volver a ingresar por bajas defensas (como me había pasado el año anterior con la quimio), miedo a que la gente tosiera a mi alrededor y me pegara la gripe, peligrosa por mis bajas defensas (aunque ahora estaban mucho mejor y ya no tenía que hacer quimio). Me sentía básicamente una niña, desconfiada de todo lo que me rodeaba.

Menos mal que el viaje fue rápido y que mis padres vinieron a recogerme al aeropuerto. Nunca fui tan feliz de verlos y de estar con ellos. Pude pasar la Navidad tranquila, también porque mi abuela se recuperó. Esto reforzó mi convencimiento de que el destino decide nuestra hora de partida de este mundo y en creer que igual tenía yo también buena genética, ya que no es frecuente recuperarse tan bien de una caída y de una operación con 99 años.

Mi estancia en Florencia fue diferente a otras ocasiones. Mi nueva niñez me hacía saborear la atmósfera de mi ciudad con la lentitud y costumbre de cuando era pequeña y vivía allí, pero con los fantásticos conocimientos históricos y artísticos de una turista de mi edad. Hacía nueve años que me había ido, cansada del mismo panorama que no me parecía suficientemente cuidado, rompiendo las cadenas que sentía de una prisión de mentalidades antiguas y con ganas de explorar un mundo que pensaba mejor. Es verdad que lo que ya se tiene, muchas veces no se valora. Pero ahora todo tenía un color diferente y por primera vez empecé a enamorarme de mis orígenes. La dependencia de mis padres y la nueva conciencia de poder vivir en la ciudad más bonita del mundo artística e históricamente hablando, me hizo dudar de volver a Barcelona.

Una muy buena amiga reumatóloga me visitó y me prescribió fisioterapia para la espalda y ejercicios en el agua, además de pedir otra opinión a un amigo traumatólogo. Decidí así quedarme en Florencia una temporadita para seguir recuperándome. Por suerte, el amigo traumatólogo confirmó la ausencia de metástasis y el tratamiento de la reumatóloga. De nuevo comprobaba que ser médico me ayudaba, por un lado, a poder tener otras opiniones rápidas y de amigos de mucha confianza; por otro lado, no me ayudaba nada cuando miraba las imágenes de la RM en busca del cáncer. Un total dualismo vivía en mí, al que ya me había acostumbrado, y que me llevaba a intentar sacar provecho de mi parte médica y de mi parte paciente cada vez.

En mi estancia en Florencia aproveché para ir a ver museos, ferias y nuevas librerías como una turista real. Ya no recordaba la belleza de aquella ciudad, desde que era pequeña no había vuelto a ver los monumentos, atrapada en la rapidez de mi vida, en los estudios o en las salidas de ocio para vivir mi juventud. Y desde que me había ido, todavía menos, ya que siempre volvía justo un fin de semana, con prisa, solo para ver a mi familia y a los amigos queridos. Ahora todo era diferente, yo era diferente, tenía el tiempo y las ganas de saborear cada calle, cada piedra, que tanto tenían que contar.

El tiempo pasó rápido y mi mayor deseo hubiera sido poderlo parar y quedarme allí con mi familia para siempre. No me importaba estar en fase de recuperación y hacer fisioterapia y piscina si podía quedarme como en una fotografía fuera del tiempo, con mis seres queridos, tan amada y orgullosa de sentir mis raíces en lo más profundo.

Mi capacidad de vivir el presente que la enfermedad me había enseñado y mi gran fantasía me ayudaron mucho durante mi estancia, excepto cuando hablaba con mis amigos de Barcelona, que me echaban de menos, o cuando pensaba en mi gatita, que había dejado con mi vecina. En Italia estaba emocionalmente muy bien, querida y arropada por mi familia, había vuelto a mi niñez tanto, que no me importaba haber tenido un cáncer y no estar físicamente bien como antes. Pero cuando pensaba en Barcelona, en mi trabajo, en la vida que tenía hacía dos años, me convencía de que no podía volver a la realidad estando en Florencia. Recordaba la manera de trabajar y de vivir la realidad en Italia y seguía eligiendo Barcelona. Me di cuenta de que la perfección no existe, ni mejor o peor, y que cada uno tiene que elegir su sitio en el mundo, allí donde se sienta libre de ser como es y aceptado por esto.

Y si pensaba en la vida real, mi sitio volvía a ser Barcelona. Llegó el momento de volver a España, ya que tenía un control médico. Todos me empujaron a volver sola. Después de mucho tiempo, sentía escondida en mí la curiosidad de ver si aún era capaz de volver a vivir sola. Mis amigos se comprometieron para ayudarme a volver poco a poco a mi vida. Con mucho esfuerzo volví sola con la promesa de que en un mes mi papá vendría a estar conmigo.

En mi casa redescubrí que podía cocinarme, podía cuidarme sola, aunque aún tenía algo de miedo de que me pasara algo por la noche y quitaba la llave de la cerradura por si alguien tenía que venir a rescatarme. La vuelta no fue nada fácil, todo me parecía raro, la gente se quejaba de tonterías, y yo que me sentía muy sensible a todas las cosas negativas e intentaba evitarlas. Continué con mi rehabilitación y piscina ya que seguían mis dolores de espalda, pero en mi tiempo libre intentaba ver a los amigos íntimos, que entendían mis pocas ganas de fiesta y mi intolerancia a los desconocidos.

Una noche salí con dos amigas y cinco amigos suyos, esforzándome en ser y en hacer lo que hacía antes del cáncer. Fui a un restaurante con ellos y luego a un club a bailar, y bebí bastante alcohol esperando que me ayudara. No toleraba en absoluto las conversaciones tontas o de quejas y me sentía como si acabara de llegar desde la luna. Todo y todos me parecían raros y superficiales. Yo venía desde la muerte, con más de un año de quimio, radio, hospitales, temas profundos y consecuencias físicas de por vida a mis espaldas, y me costaba oír hablar de cotilleos, quejas del tráfico o de política. Me esforcé toda la noche en ser como era antes y en hacer lo que hacía antes, pero estuve mal dos días seguidos.

Me dolía aceptar que nada podía ser como antes, lamentaba reconocer que yo no era la de antes. Sentía un gran desfase entre la gente que me rodeaba y yo, como si volviese de un largo viaje, después de más de un año, pero del que no tenía interesantes aventuras que contar o lugares bonitos que describir. La verdad es que tenía dificultades para volver a vivir el día a día.

A menudo me olvidaba cosas, pasé dos días buscando mi pasaporte o una hora buscando mis gafas en casa y un día perdí hasta dinero. No me había pasado nunca, pero mis amigas que también habían pasado por la quimioterapia, me aseguraron que eran efectos normales y pasajeros. Por suerte llegó mi papá y el control oncológico salió bien, aunque volvieron a pedirme una resonancia magnética de la espalda ya que el dolor no mejoraba.

Con ese panorama no pensaba mínimamente en volver a trabajar, no podía física ni psicológicamente volver a atender a mis pacientes ya que aún me sentía yo demasiado paciente. No me sentía bien, aunque el control médico no lo indicaba así, y no tenía ningunas ganas de sentirme médico y de tener que ayudar a la gente escuchando a menudo quejas superficiales, para mí que venía de sufrir un cáncer.

Había perdido mi pasión de ser ginecóloga, de estudiar y estar al día aprendiendo siempre cosas nuevas. Había perdido mi empatía con cualquier sufrimiento de la gente. Había perdido mi curiosidad y mi inquietud por mejorarme y conocer cosas nuevas. Había perdido las ganas de vivir a tope que siempre me habían distinguido.

Tenía mi estudio en casa muy desordenado; la habitación que usaba para estudiar y poner las cosas o documentos del trabajo reflejaba mi rechazo subconsciente a volver a la vida real. Afortunadamente iba a dos psicólogas, una gratis de una asociación y otra privada con la que trabajaba mis temas más profundos, y ambas me decían que mi reacción era normal y que tenía que tener paciencia. Me tranquilizaron mucho y me ayudaron a no entrar en un bucle de miedos a no ser capaz de volver a trabajar nunca o a no volver a tener una vida normal nunca más. No creo que lo hubiera sabido hacer sola. Es cierto que nadie que no haya pasado por esta experiencia puede entender o ayudarte a recuperarte a ti mismo y los que sí la han pasado no lo pueden hacer muy bien ya que cada uno la vive de manera diferente. Por eso creo que una ayuda profesional es importante en todo el proceso y más aún en la recuperación.

En marzo también me volvió la regla cuando hacía ocho meses que había dejado la medicación para bloquearla. Otro signo de que la vida real se acercaba y me alegró como médico ya que conocía muy bien las consecuencias de una menopausia precoz, aunque como paciente no me gustó tanto ya que aún no me sentía preparada para volver a la realidad.

Me hice también la resonancia que dio como resultado una «artritis facetaria a predominio derecho en dos vértebras acompañado de líquido intraarticular con edema de la médula ósea», justo donde yo tenía dolor. No era nada grave, pero sí invalidante y un recuerdo permanente de todo lo que había pasado.

Contacté con un compañero fisiatra que trabajaba en una clínica de medicina integrativa con el que tenía un proyecto profesional antes de enfermarme y aceptó ayudarme. Dejé la fisioterapia y empecé con él la terapia neural además de seguir con la natación, y me fue muy bien.

Mi papá volvió a Italia con la promesa de que cuando volviera a trabajar vendría mi mamá para ayudarme durante esos primeros días. Mejorando físicamente empecé a mejorar también anímicamente y a darme cuenta de todo lo que había pasado y de toda la ayuda que había recibido. Mis amigos queridos, mi vecina y hasta algunos desconocidos habían sido fantásticos conmigo, y yo ni siquiera les pregunté nunca cómo estaban ellos durante todo este periodo. Se me ocurrió hacerles un pequeño regalo, un símbolo de gratitud por mi parte y de recuerdo positivo de toda esta experiencia que habíamos pasado juntos. Ya que había ido dos veces a Egipto me acordé del símbolo de la llave de la vida que tenían los faraones y pensé regalarle un collar a cada uno de ellos con una nota de agradecimiento personalizada. Este símbolo representaba la «segunda» vida que estaba recuperando. Les gustó mucho y me sirvió para recordarme cada vez lo buenos que habían sido conmigo y lo afortunada que era por tenerlos y por tener una segunda oportunidad en la vida.

Poco a poco disminuyó mi intolerancia a la superficialidad y a los desconocidos, tanto que acepté ir a una jornada para médicos. Volví a ver a viejos compañeros y a visitadores conocidos y volví lentamente a sentirme médico otra vez. Por fin empecé a pensar en volver a trabajar coincidiendo con la visita de los seis meses del ICAM.

Con miedo e inseguridad por mi parte decidimos el alta y la vuelta al trabajo en una semana. Creo que después de tanto tiempo y de ciertas enfermedades nunca nos sentimos listos al cien por cien de volver a trabajar, pero hay que esforzarse un poco. Yo estaba aprendiendo a esforzarme «conscientemente» de si me convenía y realmente lo sentía. A diferencia de dos años atrás, cuando a veces me esforzaba racionalmente porque quería hacerlo, aunque a veces no me convenía o no hubiera querido, ahora tenía muy claro que la prioridad era yo y lo que sentía. Había aprendido que el Amor es lo más importante en esta vida, el primero hacía uno mismo. Me preguntaba si seguía convencida de mi anterior trabajo o quizás podía descubrir otras pasiones. Hay gente que después de un cáncer cambia por completo su vida y no me hubiera importado. Ahora lo importante era sentirme bien y a gusto conmigo misma y con mi vida. Tenía la oportunidad de volver a empezar mi vida y decidir conscientemente si trabajar de ginecóloga realmente me gustaba, no como al final de la carrera cuando no sabía exactamente de qué se trataba.

Tuve que volver a decidir dónde quería realmente vivir y qué trabajo realmente quería hacer. Sentí en lo más profundo de mí que mi anterior decisión fue correcta. Así que con los miedos normales en estos casos pensé que volver a trabajar poco a poco era lo mejor para mí. Esperar más no hubiera sido mejor.

Siempre tendríamos que decidir sobre nuestra vida desde nuestro interior más profundo, pero casi nadie nunca nos enseña a hacerlo y muchas veces elegimos condicionados por las situaciones. Esto me demostró que por lo menos en mis elecciones más importantes lo había hecho bien. Ahora solo tenía que practicar para hacerlo siempre así y con consciencia.

Vino mi mamá que me animó mucho y también mis compañeros y jefes fueron muy amables para conseguir que estuviera tranquila. Antes del cáncer tenía dos trabajos, pero decidí volver solo a uno, pidiendo una excedencia en el otro. Estaba físicamente mejor, pero no tanto como para volver a trabajar diez horas al día. Ni quería volver a hacerlo nunca más. Me arreglaron la agenda al principio para que tuviera menos visitas y mis compañeros se ofrecieron para ayudarme en cualquier momento. Fui unos días antes a verlos y a ver el programa en el ordenador, que casi no recordaba. No recordaba bien ni el camino para ir a trabajar, pero fue bonito volver a verlos, aunque me emocioné al entrar en la consulta donde me dieron la mala noticia dieciocho meses atrás.

Otra vez tuve la sensación de volver desde otro planeta y me entró el miedo de no ser capaz de ayudar a la gente como hacía antes. Tenía miedo de no tolerar los pequeños problemas que me contaran las pacientes, como si fueran el final del mundo, o miedo a ponerme a llorar delante de la paciente si encontraba algún nódulo mamario sospechoso. Como pasa a menudo, y como me habían avisado las psicólogas y mis amigas que también habían padecido algún cáncer, fue más el ansia anticipatoria que la realidad.

Fue difícil volver a empezar, a recordar muchísimas cosas que antes hacía y decía sin problemas; ahora me costaba hasta volver a sentarme en el lado «correcto» de la mesa con la bata blanca. Pero es verdad que fue más rápido que cuando empecé a trabajar y no sabía nada. Ahora tenía que recordar cosas que por suerte aún estaban en algún rincón de mi cerebro.

Pasé la primera semana trabajando y durmiendo el resto del día, muy cansada a todos los niveles, aunque estaba al cuarenta por ciento de mi vida anterior.

Un día mis adorables compañeras aliviaron mucho mis esfuerzos cuando, todas juntas, me regalaron por sorpresa una planta. Me abrazaron y me dijeron que me habían echado mucho de menos y que ellas estaban allí para ayudarme y que lo estaba haciendo bien.

Se me llenó el corazón de alegría y de amor, sentimientos que ahora me gustaba mucho sentir a mi alrededor, y eso disminuyó mi miedo y mi inseguridad.

Al mes mi mamá se fue y yo seguí con mi vida como una niña que había aprendido a andar al día anterior. Vivía al día, poco a poco, para ayudarme en la recuperación. Para recordarme lo que por suerte ya había pasado, decidí celebrar el primer aniversario de la operación como mi primer cumpleaños de mi segunda vida. Fui con mis mejores amigas a uno de mis restaurantes favoritos frente al mar y celebré todo lo bueno que tenía, todo lo que ahora apreciaba mucho más. Ya era verano y en un mes empezaba mis vacaciones.

La mujer independiente que recorría el mundo sola había desaparecido y solo quería sentirme querida y estar en compañía de mis seres queridos. No tenía gana de largos viajes, ni de descubrir nuevos lugares, aunque físicamente mejoraba cada día. No me reconocía, pero la palabra que todos me decían y continuamente yo me repetía era «ten paciencia». Ya había aprendido a tenerla, aunque a veces mi cerebro iba más rápido que mi cuerpo y mis sentimientos.

Según mis necesidades, también tuve unas vacaciones adecuadas a mi vuelta a la normalidad de forma progresiva. Las empecé con dos buenos amigos en Italia, luego con mis padres volviendo a un pueblo de mi infancia al que hacía veinte años que no iba, después de unos días con una amiga y un amigo suyo, y al final una semana sola en un curso de crecimiento personal en Andalucía.

Lloré y reí mucho repasando mi vida anterior, aceptándola y eligiendo poco a poco con lo que me quedaba y lo que ya no quería. Volví regenerada, con las cosas bastante ordenadas en mi cabeza y decidida a volver a descubrirme y a quererme de todas las maneras.

Ya habían pasado casi seis meses de la última mamografía y sabía que en el próximo control solo me tocaba una analítica. Como médico conocía las explicaciones científicas sobre la inutilidad de repetirla ahora, pero como paciente me hubiera quedado más tranquila si me repetía una ecografía mamaria así que me la hice de forma privada. Por suerte salió todo bien.

Experimenté un nuevo miedo: el de la recaída. Un miedo que «afortunadamente» surgió seis meses después. La recuperación me parecía más difícil que el cáncer, cuando me dejaba llevar y todo el mundo me ayudaba y me quería. Ahora no tenía planes de quimio o de radio que hacerme ni tenía mi vida tan organizada en ese sentido como antes. Me sentía sola, sabía que tenía que volver a conocerme (tenía reacciones diferentes, mis necesidades eran diferentes, yo era diferente en un cuerpo bastante diferente), a aceptarme y a decidir cómo seguir adelante. Aunque estaba convencida de que la vida nos lleva donde es mejor para nosotros, pero reconocerlo y aceptarlo no era fácil.

Entre medias de todas estas revoluciones internas llegó el siguiente control oncológico. Durante la visita comenté unos dolores costales que estaba teniendo a los que no había dado mucha importancia, que se sumaban a los dolorcitos lumbares que seguía teniendo. La oncóloga prefirió pedirme una gammagrafía ósea que por suerte me hicieron muy pronto. Intenté estar tranquila como paciente y repetirme que era solo un control, pero aquel día fui acompañada por una amiga ya que como médico sabía que podía haber una pequeña posibilidad de descubrir una metástasis ósea. Otra vez mi profesión iba en contra mío, pero confié en tener el resultado en el mismo momento, como pasó dos años atrás en el estadiaje de mi tumor. Fui a hacer la prueba y, al igual que la otra vez, le dije al técnico que era médico y que quería hablar con el compañero radiólogo al final de la prueba y aceptó.

Cuando terminé el técnico me dijo que tenían que ver algo mejor y que me repetirían la prueba en otra posición. En un segundo volví mentalmente a dos años atrás pero ahora era peor ya que sabía todo lo que pasé y las consecuencias peores de tener una metástasis al año del tratamiento. Se me congeló la sangre cuando al final no quiso que viera al compañero y me dijo: «El doctor ha dicho que esta tarde verás a tu oncóloga que te explicará».

Se me hicieron las horas más largas de mi vida, aún peor que al principio del cáncer cuando tenía cierta inocencia. Ahora, después de todo lo que había pasado y después de tantos esfuerzos para recuperarme y encontrar una vida normal, me dolía muchísimo pensar que tenía metástasis y que mi vida se acabaría de verdad. Podía haberse acabado al principio y me hubiera ahorrado los últimos dos años dificilísimos. Muy preocupada, me quedé casi en silencio con mi amiga, que se había quedado muda ante mis rápidas explicaciones médicas del alto riesgo que tenía de volver a tener cáncer.

Como paciente y ser humano seguía teniendo una pequeña esperanza de que no fuera nada y así llegué a ver la oncóloga, que se retrasó una hora. Entendía que el horario de visita es indicativo y que seguro que tenía buenos motivos para ese retraso, pero la espera se me hacía eterna por lo que llamé a la enfermera.

Ya la conocía y con mis últimas fuerzas le dije que solo tenía que recoger un resultado, y que si podía mirar ella si era normal, me iría, acelerando así la agenda de la compañera.

Me dijo que lo miraba y me decía. Estuve otra hora más esperando a la enfermera que no salió y con la certidumbre entonces de que el resultado era malo ya que no había salido a decirme nada y ya derrumbada por el dolor en el alma.

Por fin me llamó y cuando la oncóloga me dijo que solo tenía algo de inflamación lumbar me sentí desmayar. Me senté para no caer y le agradecí sus palabras como si me hubiera dado agua en medio de un desierto. Ahí me di cuenta de que el instinto de supervivencia supera cualquier conocimiento médico o preocupación y celebré con mi amiga como si hubiera vuelto a nacer. Al cabo de unos meses más volví a hacer un largo viaje sola y acepté definitivamente que cada día es un viaje al descubrimiento de nosotros mismos y del mundo que nos rodea.

7.

ESPIRITUALIDAD

T ener la suerte de poder contar una experiencia como el cáncer, de haber mirado a la cara a la muerte y darme cuenta de que aún no había llegado la hora, te hace apreciar más la vida y la salud, que normalmente damos por descontado. Cada mañana es un regalo que tenemos y si encima nos sentimos bien, es una gran suerte que pocas veces apreciamos. La palabra «cáncer» sigue siendo en la actualidad una de las más temidas, una que a nadie le gusta escuchar y una a la que hasta los médicos le tenemos respeto.

Varias veces me había imaginado cómo sería recibir «la noticia», por empatía con mis pacientes o parientes, pero a la hora de la verdad nunca estamos preparados y nunca sabemos cómo vamos a reaccionar. Ahora puedo decir que me esperaba que todo fuera muchísimo peor de lo que fue.

Las experiencias indirectas con pacientes oncológicos, por trabajo o por mi papá, me hicieron buscar desde el principio un psicólogo. Excepto llorar los primeros dos días, me tomé bastante bien la mala noticia del cáncer y no sentía necesitarlo realmente. Acepté que quizás había llegado mi hora y al fin y al cabo estaba feliz de mi vida hasta este momento; solo me quedaba un deseo que quizás no tenía que cumplirse y lo único que llevaba realmente mal era no volver a ver mis padres si tenía que irme de este mundo. Pero sabía de las crisis de llanto o depresión o rabia que en teoría podía dar el proceso oncológico según los libros o experiencias indirectas de otras personas, y la verdad es que no quería yo abrumar a mi familia o a mis amigos en este sentido, así que preferí buscar un profesional con el que desahogarme si lo hubiera necesitado. También lo busqué para mis padres, uno que hablara italiano para que ellos también pudieran tener un apoyo, ya que estaban fuera de su entorno, solos y con una hija muy enferma que normalmente los ayudaba, pero a la que ahora tenían que ayudar ellos, y quería que estuvieran fuertes para eso. Yo no podía darles apoyo, no quería verlos deprimidos, por lo que preferí que tuvieran fuera un punto de referencia (que como padres hubieran necesitado en algún momento).

Ellos nunca confiaron en los psicólogos en su vida, ni siquiera mi papá fue a ver a ninguno cuando enfermó seis años atrás, aunque creo que lo hubiera necesitado. Cuando llegaron a la primera cita les gustó, pero decidieron que de momento no lo necesitaban (y nunca más volvieron). Yo estaba contenta de que por lo menos tuvieran esta referencia por si las cosas cambiaban. Nunca se sabe cómo se puede reaccionar en estas situaciones e intenté ser precavida.

También mis temas financieros estaban bien organizados y se los expliqué a mis padres, aunque ellos no querían escucharme. Me preparé para enfrentar cualquier cosa que tuviera que pasar lo más tranquila posible. Aún me sentía bien y estaba en plenas facultades mentales y con esperanza; más adelante de este proceso quizás no hubiera podido hacer o pensar en muchas cosas.

Siempre quise tener un trabajo público, que además de gustarme, me podía dar seguridad económica por si alguna vez me pasara algo (y desafortunadamente tuve razón). Por carácter, o quizás por mi trabajo, siempre supe y acepté que algún día tendría que morir y que como nunca se sabe cuál será este día, lo mejor es estar listos. Pensaba y vivía plenamente la vida, sin dejar para mañana lo que se pueda hacer o decir hoy.

Para estar tranquila y tener los mayores recursos posibles, fui a una entrevista con un psicólogo del hospital que me dijo que yo tenía mucha resiliencia y que no necesitaba ir. Salí muy decepcionada y me busqué otra de una asociación de las muchas que hay para pacientes oncológicos o sus familias, pero esta vez fui yo la que sentí que no tenía mucho *feeling* con ella y decidí no volver. Lo intenté con otra psicóloga de otra asociación que, desafortunadamente, solo llevaba grupos de apoyo con varias enfermas de cáncer a la vez y sentí que mis problemas eran más que suficientes para escuchar los de los otros.

Hay muchas personas que quieren compartir su situación oncológica y encuentran ayuda en otras personas que están en su misma condición; todo es muy respetable, lo importante es conocerse y buscar lo que nos hace sentir bien. En mi caso sentía que quería algo privado y que escuchar otros problemas me hubiera hecho mal. Me costaba mucho estar en equilibrio conmigo misma y compartir los problemas de otros me hubiera desbordado en aquel momento. Sí que seis meses después fui una vez a un grupo, cuando buscaba consejos y ayuda antes de la intervención quirúrgica, y allí, ver y saber que otras mujeres lo habían superado bien y estaban felices con su cicatriz, me sirvió.

Volví a otro psicólogo del hospital que después de la primera entrevista se sinceró diciéndome que yo no necesitaba mucha ayuda y que el servicio psicológico público del hospital era solo para personas que realmente lo pasaban muy mal. Me alegró no estar psicológicamente mal, como dijo el experto, pero me sentí menospreciada y abandonada por la sanidad pública en la que confiaba. No me quería aprovechar de recursos públicos sin sentido, pero creo que enfrentar un cáncer mortal no es nunca algo «sin sentido» y tener que esperar a estar más desesperada para buscar ayuda me parecía que sería un error.

Por suerte, descubrí en el mismo hospital que la AECC (Asociación Española Contra el Cáncer) ofrecía gratuitamente soporte psicológico. Por fin tuve buen *feeling* con la psicóloga que me atendió cada dos semanas durante todo el proceso, de forma privada y gratuita, y me sentí apoyada y segura. Saber que hubiéramos podido vernos más a menudo si lo hubiera necesitado y que hubiera podido ayudar a mi familia o con mi trabajo si se daba el caso (mucha gente pierde el trabajo o tiene problemas económicos) me hacía sentir un gran alivio y me daba una gran fuerza para poder soportar cualquier cosa. Con su experiencia, y quitando hierro a varias cosas, me daba una visión diferente y de normalidad que es lo que yo muchas veces necesitaba para no preocuparme.

Ahora más que nunca estoy segura de que todos los pacientes on-cológicos deberían, por lo menos, tener la posibilidad de elegir un apoyo psicológico y social y la libertad de decidir si lo necesitan y cuándo.

Mientras estaba haciendo quimioterapia y mis padres se turna-ban para estar conmigo sin dejar a mis abuelas solas en Italia, mi abuela paterna, después de treinta años, volvió a tener cáncer de mama. Fue mucha casualidad que justo enfermara al mismo tiem-po que yo y de la misma enfermedad. Esto me hizo pensar si no habría alguna conexión familiar en todo esto y, cuando ya estaba al final de mis tratamientos, busqué respuestas a mi curiosidad. Fui al centro de constelaciones familiares de Barcelona y empecé con ellos una terapia al mismo tiempo que seguía viendo a mi psi-cóloga. Concretamente, no salió conexión con el cáncer, pero sí descubrí que esta enfermedad sirvió para colocar en su sitio los roles en mi familia. Por primera vez con el cáncer, me sentí hija, cuidada y protegida por mis padres, aunque siempre me habían querido a su manera.

Las dos terapeutas que tuve me ayudaron a tomar conciencia, a tener paciencia y a mantener la calma y, sobre todo con la última, hice también un trabajo personal. Ahora puedo decir que salí de todo esto reforzada y mucho más madura y equilibrada.

Por carácter y por mi profesión siempre había cuidado de los demás hasta este momento y me había gustado mi independencia y autonomía. Uno de los retos de mi cáncer fue aprender a dejar-me cuidar y aceptar mi vulnerabilidad. Otro reto durante la recu-peración fue aprender a decir «no», algo que a muchos médicos nos cuesta.

El cáncer me ha hecho crecer y mejorar como persona y creo que también como médico. Me tocó vivir aquella situación difícil y creo que depende de nosotros intentar que sirva de algo o sim-plemente sufrir sin sentido y dejarnos aplastar por la autoconmi-seración. El problema no es lo que nos sucede, sino cómo vivimos lo que nos sucede. Lo importante siempre es nuestra actitud. Creo que «no se puede cambiar el viento en nuestras velas, pero sí la di-rección de nuestras velas».

Tampoco tuve un exceso de positivismo, no me importaba en absoluto ser una heroína, ni tuve en ningún momento la sensación de «lucha», es más, me molestaba cuando algún conocido me lo decía, como si fuera una guerra y tuviera que ganar a la muerte luchando más fuerte. A la muerte no se le gana, algún día nos toca a todos, y no es verdad en absoluto que quién «lucha» mejor o más, sobrevive.

Me entristecía muchísimo pensar que mi amiga Diana quizás no reconocía la gravedad de su cáncer e intentó luchar tanto como pudo (con todas las razones humanas, siendo joven y con hijos pequeños), sin éxito, y yo que acepté mi final, tuve que sobrevivir.

A veces vivimos «un exceso de pensamiento mágico pendejo», como dice Odyn Dupeiron, escritor, actor y director mexicano, que imparte conferencias famosas en la organización TED (Tecnología, Entretenimiento y Diseño): «No fabriques fantasías cuando quieres realidad». Se puede ver en YouTube y me ayudó mucho a entender varias cosas de una manera cómica pero real. No es verdad que si luchas ganas y si pides se te dará; eso crea frustraciones y depresión. La vida es como es, difícil e injusta, pero también maravillosa. Las cosas no van como queremos, pero aun así tenemos que vivir mientras estemos aquí, amar, trabajar, caer y levantarnos[26]. Nunca se sabe cómo acaba ni cuándo acabará nuestra vida y creo que nuestra hora de partida no depende para nada de nosotros. Sobre todo, cuando estamos enfermos, es mejor mantener nuestras energías y pensamientos para hacer todos los tratamientos, para intentar vivir cada día lo mejor que se pueda hasta el último, en vez de quejarnos o de tener angustia por la sensación de lucha y de batalla.

Todo esto me dejó un sentido de culpabilidad por haber sobrevivido respecto a mi amiga, a niños más pequeños y a otras miles de personas. No obstante, no pensé haber estado luchando. Tal vez se pueda interpretar como lucha hacer todo lo que nos dice la medicina convencional y la integrativa que también exploré, pero no

---

[26] https://www.youtube.com/watch?v=_AFej0-nUe0

quise tomarlo en este sentido. Conocí a alguna persona que no hizo todo lo aconsejado y sin embargo sobrevivió y a gente que hizo todo y más y murió. La muerte no depende de nuestras luchas. Aun así, como médico y como paciente, aconsejo hacer todo lo que se pueda para intentar curarse y tener la mejor calidad de vida cada día. Solo tenemos una vida y hay que cuidarla y una conciencia a la que responder.

Me explicaron las psicólogas que la culpabilidad por sobrevivir a situaciones críticas a veces puede pasar, y lo trabajé con ellas. Pensar que todo tiene un motivo y que muy poco se puede controlar en este mundo, me ayudó. Quizás un motivo tras haber sobrevivido puede que sea escribir este libro, y ayudar a compañeros y pacientes y conseguirlo sería el mejor éxito y la razón de que todo haya valido la pena.

Sinceramente ahora, después de dos años, lo recuerdo todo como una de las mejores experiencias de mi vida en el plano emocional y espiritual. No es algo que se deseara, obviamente, pero fue muy bonito sentimentalmente; no tuve que preocuparme de nada ni de nadie, por primera vez en mi vida todos se preocupaban por mí y me daban su cariño de mil maneras sin que yo hiciera o dijera nada. Esto se llama Amor Incondicional y es la experiencia más bonita y más importante en la vida. Estoy agradecida por haberlo tomado de esta manera, y ya que tuve que vivirlo, que al menos no haya sido tan terrible como lo imaginé; todo lo contrario, lo viví plenamente y me quedé con el lado bueno que tiene cada situación.

Todo esto tiene una explicación científica que he encontrado en varios estudios y que se llama «Crecimiento post-traumático». Dos investigadores estadounidenses, R.G. Tedeschi y L.G. Calhoun, en 1996, desarrollaron un enfoque revolucionario hasta entonces, sobre las posibles consecuencias positivas de las crisis y los acontecimientos traumáticos en el ser humano[27]. Crearon un nuevo concepto que rompió por completo la tradición negativista del

---

[27] Journal of traumatic stress, Vol.9, No3, 1996. *The Posttraumatic Growth Inventory: Measuring the positive legacy of trauma.* Tedeschi R.G. y Calhoun L.G.

trauma y desarrollaron la Psicología Positiva[28]. Fueron pioneros de muchos estudios y de la creación del primer test PTGI (Inventario de Crecimiento Post-Traumático) que intenta cuantificar el crecimiento positivo después de un acontecimiento traumático (por ejemplo, enfermedades críticas, guerras, abusos sexuales, inmigración y la muerte de seres queridos). Lo que ayuda es el carácter (ser optimista, espiritual, abierto a las experiencias), tener un buen apoyo social y familiar y la actitud (tomarlo como un reto del que aprender, saber llorar, tener una aceptación gradual).

Para estar activa y buscar ayuda para seguir adelante de la mejor manera posible, probé también en mi recuperación con la meditación y el *mindfulness* (conciencia plena). Fui a centros budistas, leí y miré videos para aprender, ya que decían que todo eso ayudaba a controlar la mente (que yo volví a tener muy activa después de todo el proceso), a tener una actitud amable hacia uno mismo, sin juzgar (ya que la autoestima queda un poco baja) y a trabajar la aceptación. Siempre había pensado que no sería capaz de meditar hasta que leí lo que un monje dijo a una doctora: «Cuando esté sentada junto a enfermos, concentrada en ellos durante horas, esta es una de las formas superiores de meditación[29]». Eso los médicos lo hacemos siempre hasta olvidarnos a menudo de la hora de comer o de ir al baño en urgencias o en el quirófano, por ejemplo. Todavía no he tomado la costumbre de meditar y solo a veces también practico el *mindfulness* en las pequeñas cosas (como lavándome los dientes o mirando el mar) y reconozco que da mucha paz interior y ayuda a ralentizar una mente inquieta como la mía y entrena una actitud espiritual.

Para mí ha sido mucho más difícil volver a vivir después de todo el proceso oncológico. Quizás ser médico y haber vivido a menudo con la conciencia de la muerte y por lo tanto sin arrepentimientos, me ayudó a aceptar la grave enfermedad, pero me metí tanto en el papel de paciente que encontrar la fuerza para superar la culpabi-

---

[28] http://www.aepccc.es/blog/item/el-crecimiento-postraumatico.html.
[29] *La rueda de la vida*, de Elizabeth Kübler-Ross.

lidad de haber sobrevivido y de volver a conocerme y aceptarme diferente a como había sido por treinta nueve años, no fue nada fácil. Tuve que volver a encontrar motivaciones para querer vivir y cómo ser feliz otra vez. No me reconocía, ya no me gustaban muchas cosas de las que sí disfrutaba antes, tenía otras prioridades, yo era diferente en un cuerpo diferente. Era como si me hubiesen quitado la vida y me la estuviesen devolviendo poco a poco, como en un paquete regalo. Por primera vez lo miraba y me preguntaba: «¿Que hago con eso?».

Normalmente, todos estamos ocupados con el paso de nuestras vidas, pero pocos tenemos la ocasión de tomar conciencia sobre esto y de hacernos esta pregunta. No es lo mismo pasar por un momento muy difícil, tener la salud y la vida y llegar a pensar en el suicidio como solución. Por suerte, es muy difícil tener la fuerza para hacerlo de verdad, es algo que dura unos momentos y suelen ser solo eso, unos pensamientos. Otra cosa es tener de cerca a la muerte y buscar la fuerza, la motivación y la voluntad para luego volver a vivir; después de que un huracán como el cáncer haya revolucionado toda tu vida, tu cuerpo y tu mente, y de haberte adaptado a un mundo paralelo que no tiene relojes, sino los de las visitas oncológicas, sin grandes acontecimientos excepto los propios, de golpe vuelves a la Tierra como desde otro planeta que encima no es bien visto ni comprendido por nuestra sociedad. Pero esta vez no tienes unas largas vacaciones que contar, ni interés por saber lo que ha pasado en tu ausencia. Quizás al principio ni siquiera tienes ganas de mover tu centro de atención de ti mismo al mundo alrededor.

Era mucho más sensible a cualquier noticia, todo me afectaba dándome miedo, ansiedad o insomnio. Era mucho más vulnerable, tenía miedo a los cambios que para mí siempre habían sido retos y solo de pensar en irme fuera un fin de semana sola, me entraba pánico, ¡a mí que tantas veces me había ido de vacaciones sola al otro lado del mundo!

Al principio todo eso me molestaba, no me reconocía y fue difícil volver a aceptarme y respetarme, pero al mismo tiempo aprendí de todo ello. No era indestructible como a veces pensaba y no podía llevar mi cuerpo y mi mente al límite como a veces hacía; era humana y los sentimientos son los que mandan, no la mente. Aprender a conocer y respetar mis emociones, aprender lo que me hacía bien en cada momento, fue muy enriquecedor. Me comentaban las psicólogas que quizás era demasiado atrevida antes y ahora me había ido al lado opuesto, pero probablemente esos miedos no durarían para siempre.

Y efectivamente, a los dos años, creo que he encontrado un nuevo equilibrio intermedio gracias a ser más consciente de todo. Quizás antes daba por descontado la salud, el trabajo, la vida social etc., pero el cáncer me hizo «perderlo todo» y haberlo recuperado con mucho esfuerzo y dificultad me ha dado más conciencia, pero también más miedo a perderlo de nuevo. Vuelvo a ser consciente de la familia maravillosa que tengo. Antes veía a mis padres como «unos pesados», que no habían hecho durante mi infancia todo lo que yo creo que deberían haber hecho; y tenía pánico a perderlos, pero porque no quería quedarme sola. Ahora no quisiera perderlos porque son maravillosos.

Me he dado cuenta de que no nos educan para aprender que la vida es como es y hay que seguir adelante a pesar de todo. Mi nueva y profunda conciencia me hizo sentir al principio todo como un peso, como una maldición que me obligaba a tener que seguir adelante pasase lo que pasase. Hubiera querido parar el reloj; muchas personas quieren volver atrás; Yo nunca he querido volver atrás. Creo que no funciona así, la vida solo va en una dirección, hacia adelante, queramos o no el tiempo no se para, ni vuelve al pasado.

La pregunta que normalmente muchos se hacen ante acontecimientos traumáticos y que yo misma me hice muchas veces anteriormente «¿Por qué?» ahora la veo inutil y paralizante. Solo cuando me hice la pregunta: «¿Para qué?» encontré la fuerza para seguir.

Esta experiencia me enseñó que no existe un porqué a muchas cosas y pensarlo solo sirve para perder el tiempo y para no asumir nuestra responsabilidad de aprender de todos los acontecimientos y continuar nuestro viaje que es la vida. Es igual que pensar que ¿por qué hemos nacido en Europa y no en África?, ¿por qué hemos tenido una familia que nos ha querido y no hemos sido abandonados? O al revés. Nunca podremos contestar. Podemos tener deseos o sueños e intentar ir hacia allí, pero con la certeza de que la vida decidirá y a lo mejor no se realizarán, pero… ¡¡¡No pasa nada!!!

A veces no realizar nuestros deseos es una suerte. Como quien pierde un avión que luego se cae. Yo misma siempre soñé con trabajar y vivir en EE.UU. donde hice un doctorado, pero la vida me trajo luego a Barcelona, lo que me costó aceptar al principio, aunque ahora la amo. Si me hubiera quedado allí, considerando los años de residencia que tenía que repetir, hubiera empezado a trabajar justo cuando me enfermé y por la sanidad americana no hubiera podido curarme allí, teniendo que volver a Italia, sin dinero, y tirar a la basura todos aquellos años.

La vida fue sabia conmigo y creo que lo es con todos. Es lo que es, difícil, injusta pero también maravillosa y creo que en general vale la pena. Buscar un «para qué» me ayudó mucho, sobre todo a corregir alguna cosa del pasado. Creo que, aunque el ciclo de la vida es cronológico, las lecciones nos llegan cuando las necesitamos. Si he pasado por todo eso cuando muchos no sobreviven, no es para seguir quejándome por ejemplo de la falta de pareja o hijos, ni para volver a ser infeliz por mi sensación equivocada de la soledad. La pareja o tener familia no depende de nosotros, no es algo que está bajo nuestro control, pasa o no pasa, como tampoco elegimos nuestra familia de origen. Podemos buscarla de mil maneras y hacer técnicas de fecundación asistida, pero a veces lo conseguiremos y a veces no. La pregunta no es «por qué», sino «para qué», esto nos empuja a seguir, a ser proactivos, a confiar en la vida que es más sabia que nosotros[30].

De momento, mis ¿«para qué?» podrían ser escribir este libro y ayudar a compañeros y pacientes, o dar más importancia a mis valores, o desear ser una buena líder o haber cambiado de trabajo siendo ahora directora de un equipo de ochenta personas; y espero cada día seguir descubriendo un «para qué» nuevo.

---

[30] Javier Silva en TED: https://www.youtube.com/watch?v=n2vBfe_yQlY.

Seguro que si miramos para atrás en nuestras vidas encontraremos muchos motivos para que hayan sucedido muchas cosas. Por eso me prometí que, aunque volviera a sufrir por amor, no volvería a sufrir por no tener pareja. No haber tenido mi propia familia hasta ahora me ha permitido vivir como una reina el proceso del cáncer, mimada y cuidada por todos, siempre, y tener la tranquilidad de que no dejaría solos a niños pequeños que dependían de mí.

En el fondo he descubierto que jamás estuve sola, siempre he tenido a alguien a quien llamar a cualquier hora si lo necesitaba (aunque muchas veces no lo hice por mi elección de no molestar). Había recibido otros regalos de la vida y dones que pocas personas experimentaban.

El agradecimiento es otra buena práctica para aprender del pasado y mirar al futuro con optimismo. Un religioso, David Steindl-Rast, cree que representa la felicidad. Muchos creen que las personas felices tienen muchas cosas para ser agradecidas y por eso son así. Muy a menudo la gente que tiene muchas cosas para ser felices y agradecidas no lo son y los que aparecen más desgraciados según los estándares sociales son los más felices. Esta cualidad se puede entrenar pensando simplemente en un semáforo, con tres pasos: 1) Para, 2) Mira y 3) Actúa. Si no paramos, aunque sea solo unos momentos en nuestras vidas ajetreadas, no podremos tomar conciencia de lo que nos está pasando. Sería una buena costumbre hacer paradas en nuestra vida (por ejemplo, unos minutos antes de dormir y pensar en nuestro día, o meditar, o dar un pequeño paseo a solas volviendo a casa del trabajo). Esto nos permitirá en cada momento, en cada día, poder ver lo que nos sucede, y verlo como una oportunidad, un aprendizaje, y no solo como una rutina o una desgracia.

Vivir un cáncer nos enseña a aprovechar las oportunidades, a agradecerlas o a poner en práctica lo aprendido y a evolucionar para ser mejores personas. El cáncer me paró de golpe y por bastante tiempo, dándome la oportunidad de analizar mi vida y de mejorarla[31]. Real-

---

[31] https://www.youtube.com/watch?v=UtBsl3j0YRQ

mente experimenté una cosa que nunca estudié en la carrera de medicina, ni nadie me enseñó, y es que todos los seres humanos estamos compuestos de tres partes, el cuerpo, la mente y el corazón. El físico es importante, es como nuestro único coche que nos lleva por la vida y nos tiene que durar el mayor tiempo posible. Por eso hay que cuidarlo y atender a sus necesidades básicas sin las cuales no podríamos pensar, trabajar, crear, etc. (Pirámide de Maslow). Y yo lo vi fallar en mi enfermedad, vi cómo se transformaba, cómo estaba padeciendo con todas las pruebas, agujas y cirugías, y sin embargo yo seguía viviendo dentro de él. También vi que podía pensar claramente con mi mente y estar pendiente de los resultados porque mis conocimientos médicos seguían ahí, y leer y conversar. El corazón serían los sentimientos que yo seguía teniendo desvinculados totalmente de mi cuerpo, que sufría, y de mi mente, que sabía que tenía un cáncer mortal. Sin embargo, estaba feliz de tener a mi mamá a mi lado, de oler el pan caliente sin tener náuseas, o de besar a un amigo, etc. Realmente la felicidad no está fuera de nosotros, definitivamente no está en cosas materiales, está en los sentimientos y el más fuerte de estos es el Amor, en todas sus facetas[32].

El Amor incondicional que muchos tenemos la suerte de experimentar con nuestras madres, y que yo también sentí con amigos o conocidos o con los sanitarios que me atendieron en mi enfermedad, es lo que te llena el corazón y te hace tolerar (o enfrentar) cualquier cosa.

También pensar que lo mejor está por venir, ayuda. Una gran psiquiatra, la Dra. Elisabeth Kübler-Ross, hizo muchos estudios en paliativos demostrando que cerca de la muerte no se piensa en los bienes materiales que se dejan o que no se tuvieron, se piensa en lo que no hicimos o dijimos por miedo o cobardía y, sobre todo, en lo que nos importa realmente, que son nuestros seres queridos[33]. De hecho, las mejores cosas de la vida son las

---

[32] *El cambio*, del psicoterapeuta Dr. Wayne Dyer.
[33] *La rueda de la vida*, Elisabeth Kübler-Ross.

que se sienten, como un beso, un abrazo, un orgasmo, el sabor de nuestro plato favorito, el calor del sol y muchas más cosas, como lo da a entender un valioso hombre que perdió la vista[34]. Él, como muchas otras personas, transformó una desgracia en un nuevo proyecto de vida enriquecedor, y para él y otros creó el «ciclismo para ciegos» y participaron en los juegos paralímpicos.

Insisto en el entrenamiento mental como si fuera un músculo ya que la razón nos empuja a buscar en lo material las respuestas y nos hace seguir los estándares de la sociedad, como el éxito, el dinero, la belleza o la satisfacción rápida[35]. Como dijo un monje budista: «Dentro de un maravilloso palacio, siendo ricos, si no nos sentimos felices internamente, lo único que buscaremos será una ventana para tirarnos»[36].

Hay estudios que demuestran, por ejemplo, que no hay mucha diferencia en la percepción de la felicidad un año después de haber ganado la lotería o de haber tenido un accidente con la consecuencia de una paraplejia[37]. Hay quien usa la meditación para entrenar la mente, o la religión, o el agradecimiento, o algún deporte, lo importante es detenerse ante la rapidez de lo cotidiano. Esto nos hará tomar distancia y a veces despegarnos de cosas o personas que no nos hacen bien. Tenemos que darnos cuenta de que la felicidad es un estado de ánimo interno a nosotros. Tenemos que reducir las revoluciones de la mente para escuchar mejor los sentimientos y disfrutar más.

También en nuestro trabajo, no es lo mismo dar una receta fríamente y con prisa que escuchar al paciente y darle un abrazo junto a la receta. Los sentimientos muchas veces se acompañan con los pensamientos, por esto también es importante que nos demos cuenta de lo que pensamos, cómo lo pensamos, y

---

[34] Javier Silva: https://www.youtube.com/watch?v=n2vBfe_yQIY.

[35] *El poder está dentro de ti*, de Louise L. Hay.

[36] *The habit of happiness.* https://www.youtube.com/watch?v=vbLEf4HR74E.

[37] *Lottery winners and accident victims: is happiness relative?* Brickman P., Coates D., Janoff-Bulman R.J.. Pers Soc Psychol. 1978 Aug; 36(8):917-27. https://www.youtube.com/watch?v=4q1dgn_C0AU.

que aprendamos a gestionarlo. Hay una disciplina que estudia el cerebro y las conexiones cerebrales entre las emociones y los pensamientos, es la Neurociencia. Se ha demostrado que hay circuitos neuronales entre el sistema límbico (sede de las emociones) y el neocórtex (responsable del lenguaje, la interpretación, etc.)[38].

El profesor Berghella, mi antiguo maestro en EE. UU., ha resumido en cinco las llaves de la felicidad para los médicos:

1) Mantener conexiones (familiares y/o sociales).

2) Hacer lo que nos gusta en el tiempo libre.

3) Tener propósitos.

4) Tener dedicación en nuestra profesión (poner pasión y constancia).

5) El reconocimiento (hacia los mejores para aprender y, si actuamos con sentimientos, el reconocimiento que nos darán los pacientes)[39]. Sobre todo, los médicos (sin ignorar por supuesto a otras profesiones), tenemos una fantástica labor que nace desde el amor a ayudar a los demás y deberíamos recordárnoslo cada día para seguir disfrutándola como el primer momento en que nos aceptaron en la facultad, y para añadirle este sentimiento tan importante para curar o acompañar a los pacientes. Todo eso requiere de una «educación emocional» que normalmente nadie nos proporciona. Sería fundamental, creo, para vivir mejor y quizás para mejorar el mundo, poner asignaturas en las escuelas. Y al igual que es importante aprender a leer y escribir, ya desde pequeños deberíamos empezar a conocer y a gestionar nuestras emociones. Y en la carrera de medicina, deberíamos aprender a encontrar el justo equilibrio entre dar y recibir y las herramientas de comunicación y gestión del estrés emocional[40].

Con este propósito, me pareció muy acertado para la profesión médica, conocer el «Triángulo dramático», del psicólogo Stephen

---

[38] https://elpais.com/elpais/2015/08/31/ciencia/1441020979_017115.html.

[39] https://www.youtube.com/watch?v=EzABXBIaVn0.

[40] *El poder está dentro de ti*, Louise L. Hay.

Karpman, un modelo de interacciones humanas desarrollado en 1968. Propone tres roles patológicos que se van cambiando según las situaciones: 1) Salvador; 2) Perseguidor; 3) Víctima.

Los sanitarios a menudo caemos en el primer rol. Con el deseo de ayudar el prójimo nos olvidamos de nosotros mismos y nos centramos en resolverlo todo (sin reconocer la libertad y el poder de los pacientes). Para sentirnos útiles necesitamos de las víctimas, personas dependientes que siempre se quejan y no actúan (rol que podemos asumir también nosotros en nuestra vida privada). Muchos médicos, por ejemplo, acaban dependiendo de fármacos, drogas o malas parejas. Los perseguidores siempre critican y presionan a los demás, a los que consideran inferiores, (un rol que a veces asumimos con el éxito o cansados de ser víctimas)[41].

Para salir de este triángulo es importante reconocerlo y luego transformar los papeles. Por ejemplo, Acey Choy, en 1990, propuso el «Triangulo del ganador», donde el salvador se cambia a 1) Cuidador empático, el perseguidor a 2) Asertivo, y la víctima a 3) Vulnerable/Responsable[42].

El cáncer me hizo darme cuenta de que a veces en mi vida anterior estaba en el triángulo dramático, pero también me ayudó luego para aprender a salir de los papeles equivocados, o por lo menos intentarlo. Nunca se termina de aprender, de crecer y de mejorar. Puedo testificar también que he pasado prácticamente por las cinco «etapas del duelo» del famoso modelo presentado por la psiquiatra suizo-estadounidense, Elisabeth Kübler-Ross[43].

Leyendo sus libros conocí este proceso por el cual la mayoría de la gente lidia con las pérdidas catastróficas (como un cáncer mortal). Demuestro que mi autoconciencia de este fue a *posteriori*, sin ninguna influencia. Ella empezó estudiando a paliativos y seropositivos, pero luego vio que los efectos se podían aplicar a cualquier pérdida grande (divorcio, diagnóstico de infertilidad, muerte de

---

[41] http://lluiscamino.com/sites/default/files/Triangulo_Dramatico.pdf.

[42] https://www.imf-formacion.com/blog/recursos-humanos/los-expertos-analizan/3-roles-de-liderazgo-asertivo-empatico-y-vulnerable/.

[43] *On death and dying* (1969), de Elisabeth Kübler-Ross.

un ser querido, cáncer, etc.). Estas etapas son: 1) Negación; 2) Ira; 3) Negociación; 4) Duelo; y 5) Aceptación.

No necesariamente se suceden en este orden, ni todos experimentan todas (aunque la autora dice que por lo menos dos) y también se pueden repetir hasta llegar a finalizar.

Mis etapas personales han sido en orden diferente y con una duración variable, pero llegué a aceptar el cáncer bastante rápido (quizás por mi profesión o mi buena relación con la muerte), aunque me costó más aceptar mi nueva vida tras la supervivencia, la que llegó dos años después del diagnóstico.

Para rematar todo este conocimiento tuvo lugar una coincidencia extraordinaria. Por casualidad me enteré de un taller sobre pérdidas que hacían en el Instituto Gestalt y al inscribirme me dijeron que estaba basado en los talleres que daba la Dra. Kübler-Ross, a la que justo estaba leyendo. Atrapada en la cuarta fase o como decía yo, en «la sensación de gatito mojado» en mi vuelta a la vida, decidí irme una semana a la playa para unas «vacaciones de crecimiento personal». Allí éramos un pequeño grupo de gente de toda España con una terapeuta que, con yoga, biodanza, meditación, risoterapia y varias técnicas de crecimiento personal, me hizo volver a conectar conmigo misma. Lloré bastante y finalmente volví a sentirme bien, a sentir la vida dentro de mí, a percibir mi conexión con el mar y el mundo. Sentí que había vuelto, mucho más potente que antes, y acepté que no hay respuestas a muchos «por qué» y que mis «para qué» los descubriría solo viviendo y arriesgándome cada día en la difícil y maravillosa vida que se me había vuelto a dar.

Desde que empecé la carrera de medicina entendí que la muerte es parte de la vida y un acontecimiento común a todos porque nos tocará a todos vivirlo. En Italia, cuando era jovencita, siendo voluntaria en una ambulancia, y recién empezada la carrera, con todas mis ilusiones de curar y salvar vidas y mientras ayudaba al médico de urgencia, viví una experiencia que marcó mi vida. Nos tocó atender en su casa a un señor mayor que se estaba muriendo. El compañero se limitó a hacer la historia clínica del paciente con sus familiares, ya que él estaba inconsciente, y a esperar pasivamente casi una hora hasta su muerte. Yo me moría de ganas de actuar y no entendía en absoluto su actitud hasta que, con toda la tranquilidad, al final me dijo: «No siempre se puede salvar una vida. A veces, la labor del médico es dar una buena muerte y esta lo era para él, rodeado de su familia y en su casa». Me impactó mucho porque creo que no nos educan para aceptar el concepto de la muerte. A menudo se aleja a los niños de los entierros o tenemos reparo en decirle a una persona que se va a morir. En los siglos pasados había más conciencia y aceptación de esta etapa, hábito que sí sigue en las culturas orientales. En Occidente, durante el siglo XX, la medicina cambió de orientación, concentrando sus esfuerzos en descubrir las causas y curas de las enfermedades, alargando las expectativas de vida, gracias también a los increíbles avances técnicos. Todo ello llevó a que se considerara la muerte como un fracaso de la medicina. Empezó así un proceso llamado «muerte prohibida» en el que la muerte es eliminada del lenguaje, arrinconada como un fenómeno lejano, extraño y vergonzoso.

Poco a poco, después de los años sesenta y setenta, el mundo médico hizo acto de humildad y reconoció que seguía habiendo situaciones incurables, y volvió a darse cuenta de la importancia de asistir a moribundos, conceptos a los que todavía la sociedad se resiste. Con este propósito, es divertida y útil la película *Patch Adams*, sobre la historia real de un médico estadounidense de esta época y su respeto a los pacientes, en contra de muchos colegas a los que le decía: «…si curas la enfermedad puedes ganar o perder, pero si curas a las personas siempre ganarás…».

Actualmente, un síntoma de la negación de la muerte son las muchas denuncias que hay sobre la mala praxis contra médicos, como si con todos los avances técnicos y los conocimientos científicos de hoy en día fuéramos ahora inmortales.

Tampoco está muy extendido el «testamento vital», un documento oficial redactado en plenas facultades psicofísicas, de voluntades anticipadas sobre los tratamientos médicos que se quiere o no se quiere recibir antes del propio fallecimiento en caso de estar inconscientes. Es relativamente fácil hacerlo, hay modelos oficiales en cada comunidad autónoma que se firman delante de un notario o simplemente ante un funcionario con tres testigos, de los cuales dos de ellos no pueden ser familiares ni tener vinculación patrimonial con el sujeto firmante.

Sería de gran ayuda para los familiares y los sanitarios si todos lo tuviéramos, además de garantizar una calidad de muerte acorde a nuestras intenciones[44]. Los médicos que se dedican a acompañar a pacientes y familiares en esta última etapa de la vida dicen que sus mejores maestros son sus pacientes. La Medicina Paliativa (del latín *pallium,* que significa manto o cubierta) es la disciplina dedicada al manejo de pacientes terminales con el único objetivo de cuidar la calidad de vida o, mejor dicho, la calidad de muerte. Fue aceptada por primera vez como subespecialidad de la medicina en Inglaterra en 1987 y luego se extendió por todo el mundo[45]. La Dra. Kübler-Ross, que fue pionera en este campo, y luego muchos otros como el contemporáneo español Dr. Enric Benito, afirman que muchas veces el proceso de morir refleja la vida que se ha tenido. En estos momentos se ve claramente que hay algo más en nuestro interior, el espíritu, el alma, la conciencia o como se quiera llamar, que no corresponde a la realidad física[46]. El dolor, por ejemplo, se puede quitar con fármacos, pero el sufrimiento no y esto no lo explican los libros. Solo la sensibilidad personal de cada profesional, la compasión y el amor pueden ayudar en estos momentos. Y nos falta preparación en esto. Es probable que si se ha vivido con conciencia y plenitud se llegue a cerrar nuestro viaje con paz y tranquilidad[47]. Creo que la única científica-médico que ha estudiado y demostrado algo del más allá es la Dra. Kübler-Ross en su libro *On life after death.* Fue un estudio científico (doble ciego) con más de veinte mil personas que habían experimentado la muerte clínica (= parada cardiorrespiratoria) y se habían recuperado. Todos ex-

---

[44] Ver película *Las alas de la vida.*

[45] http://cuidadospaliativos.org/uploads/2013/10/historia%20de%20CP.pdf.

[46] *El acompañamiento espiritual en cuidados paliativos.*

[47] Dr. Enric Benito: https://www.youtube.com/watch?v=8IcQ7COHk0c.

plicaban la sensación de infinita paz, de una mariposa que deja su capullo, de unión a un todo y una gran luz.

Es curioso cómo el acercarse a la muerte es el mejor aprendizaje de cómo vivir, y cómo muchísimas personas corrigen y mejoran sus segundas oportunidades en este interesante camino en la Tierra. Creo que la introspección y la confianza de que somos algo «más y mejor» más allá de nuestro cuerpo físico nos puede ayudar a vivir con más conciencia y felicidad. Ahora confirmo que Confucio tenía razón cuando decía: «Tenemos dos vidas: la segunda comienza cuando nos damos cuenta de que solo tenemos una».

Desde mi operación, cada 3 de junio celebro mi nuevo cumpleaños.

AGRADECIMIENTOS

He escrito este libro gracias a la enfermedad que he pasado, a la que agradezco todo lo que me ha enseñado y también haberme transformado en mejor persona y mejor profesional.

Un especial agradecimiento a mis padres, que por dos veces me han traído a este mundo y por estar siempre ahí. A mi hermana, por cuidar de las abuelitas y de mi padre o mi madre en Italia cuando se han ido turnando uno u otro para cuidar de mí en España

Gracias a mis grandes amigas Eva y María Leticia quienes, habiendo pasado un cáncer antes que yo, han sido maestras pacientes y consejeras valiosas. Gracias a otras supervivientes que he encontrado en el camino y que ahora son unas amigas especiales: Silvia, Michela, Carmen, Manuela y Margarita.

Un infinito agradecimiento a todo el fantástico equipo oncológico del ICO por salvarme la vida y darme un precioso apoyo profesional y humano, especialmente a mi oncóloga la Dra. Perna, por su paciencia y disponibilidad. Y añado a la AECC (Asociación Española Contra el Cáncer), que me ha dado una gran ayuda psicológica gratuita, importantísimo gesto de Amor incondicional tan necesario en ciertos momentos de la vida.

Me siento muy afortunada ya que no me alcanza el espacio para dar las gracias a todos mis queridos amigos de España, Italia, EE. UU. y algún otro sitio más, por apoyarme y ayudarme con su presencia física o virtual, con hechos o simples palabras que tocaron mi corazón y me dieron la fuerza para pasar todo el proceso y para volver a vivir.

Gracias a simples conocidos y también desconocidos que a veces con una mirada o un pequeño gesto me han dicho mucho.

Por último, pero no en importancia, agradezco a la editora Isabel Blasco por haber confiado en mí desde el primer momento y por haberme ayudado a dar mis primeros pasos en el mundo editorial, haciendo realidad el sueño de publicar el libro y ayudar así a la investigación oncológica.

Virtualmente, doy las gracias a Diana, que sin darse cuenta me inspiró para escribir este libro y desde el más allá sé que me ha ayudado a hacerlo.

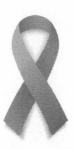

NOTA DE LA AUTORA

Todos los beneficios obtenidos por mí con este libro
irán a la investigación del cáncer.